重要8キーワードに学ぶ
すぐ見てわかる
インプラント101症例集
今読むべき80論文選出

一般社団法人日本インプラント臨床研究会　編

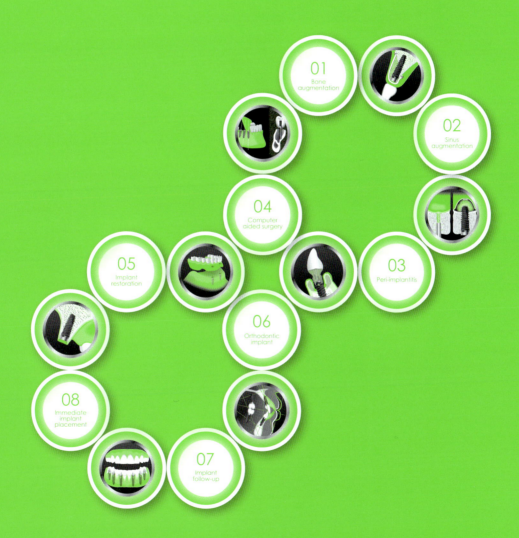

クインテッセンス出版株式会社　2015

Tokyo, Berlin, Chikago, London, Paris, Barcelona, Istanbul, Milano, São Paulo, Moscow, Prague, Warsaw, Delhi, Bucharest, and Singapore

序文

　現在、インプラント治療は欠損のある患者にとって、適応症であれば隣在歯に負担をかけずに機能・審美を回復できる、福音をもたらす治療と言えるでしょう。一方で、一部の報道によりインプラントを敬遠する動きもあり、厳しい時代であることも事実です。このような時だからこそ、より安全で安心な、そして、確立したインプラント治療を検討することが肝要となっています。インプラントを学ぶにあたっては、インプラントが日本に紹介された頃と異なり、今では多くの書籍やセミナーからさまざまな情報が簡単に得られるようになっています。しかし、逆に氾濫する情報を正しく整理し、個々の患者のニーズに対応した最良の方法を選択することがきわめて難しくなっているのが現状です。

　ここで、多くの情報からすぐれた治療法を選択する指標となるのが、文献だと考えます。そして、エビデンスの質とともに価値を客観的に調べる方法として被引用論文件数があります。そこで、当研究会ではノーベル賞受賞者の予測で有名なあの"トムソンロイター社"の協力のもと、被引用件数から論文をランク付けした「インプラントのための重要12キーワードベスト240論文」（クインテッセンス出版、2014）を当会創立40周年記念書籍として昨年に発刊し、好評を得ています。

　本書はこの記念書籍を受けて、インプラント臨床を8つの重要キーワードごとに編集しました。症例供覧は、日々患者さんと真剣に向き合っているビギナーからベテランまでの臨床医が誠心誠意手がけた101症例を、わかりやすく学べるように各1ページに凝縮してまとめており、すぐに臨床に役立てるよう組み立ててあります。そして、8つの重要キーワードそれぞれについて影響の大きい論文を選択して提示しており、まさに実際の臨床とエビデンスを気楽に学ぶことができる構成になっています。さらに、巻頭では東京医科歯科大学大学院インプラント・口腔再生医学 塩田 真先生による「今、問われている論文の読み方とは？」が掲載されており、加えて、当研究会のサイエンス委員会委員長である岩野義弘先生により「論文の執筆に悩む臨床医の方々へ」が掲載されています。

　このように、本書は臨床医の立場からすぐにでも手に取りたくなるような書籍を目指して編集しました。本書が実際の臨床の場において、良質なインプラント治療の提供に役立ち、欠損で悩んでいる多くの患者に恩恵をもたらす一助になれば幸いと考えています。末筆となりましたが、本書の出版の機会と多大な協力をいただきましたクインテッセンス出版の山形篤史氏、赤石 学氏、松田俊介氏、宮田 淳氏に深く感謝致します。

2015年6月吉日

一般社団法人 日本インプラント臨床研究会
会長 田中譲治

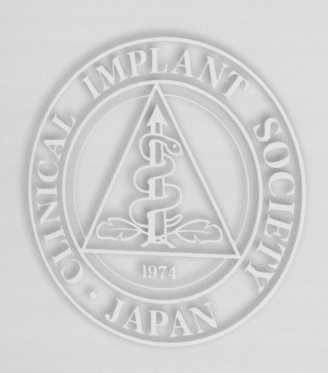

公益社団法人日本口腔インプラント学会指定研修施設
一般社団法人日本インプラント臨床研究会（CISJ：Clinical Implant Society of Japan）
1974年に創立されたもっとも歴史のあるインプラントの研究会の1つです。学会も含め積極的に活動しており、現在、会員は全国で400名を超え、12名が公益社団法人日本口腔インプラント学会指導医、91名が専門医を取得しているなど、真の実力あるインプラントロジストになるために日々研鑽を積んでいます。
（ホームページ http://www.cisj.org/）

Contents

巻頭企画 今、歯科医師に求められる論文の読み方、書き方

Part 1 今、問われている論文の読み方とは？　塩田 真　12

Part 2 論文の執筆に悩む臨床医の方々へ　岩野義弘　16

1章 Bone augmentation 骨造成　18

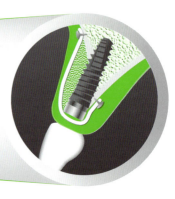

1. 交通外傷後の上顎前歯部に腸骨移植を併用したインプラントによる欠損補綴症例　青木暁宣　20
2. 抜歯後即時埋入と同時にオステオプッシャーを用いて GBR を行った症例　熱田 亙　21
3. インプラント周囲の硬・軟組織マネージメント症例　岩野義弘　22
4. インプラント治療におけるメンブレンを用いない骨造成法　岩本麻也　23
5. 自家製のマイクロプレートによる顎堤増大および PRGF の応用　梅津正喜　24
6. 保存不可能な上顎前歯部への硬・軟組織造成での対応　太田広宣　25
7. ステージドアプローチによるインプラント埋入後 10 年経過症例　大田善秋　26
8. CO_2 レーザーの歯科インプラント治療への応用　大野素史　27
9. 骨移植と遊離歯肉移植を行ったインプラント治療症例　木村茂夫　28
10. 歯根破折が生じた下顎第一大臼歯を抜歯後にインプラントを行った症例　今野賢克　29
11. 上顎小臼歯部へのインプラント埋入と同時の骨移植症例　笹谷和伸　30
12. 咬合再構成にインプラントを併用した症例　竹之内大助　31
13. インプラント埋入と同時に GBR を行った咬合再構成症例　玉木克弥　32
14. 骨造成および再生療法を併用したインプラント症例　中原幹雄　33
15. 戦略的抜歯後の自家骨および合成 HA を用いた垂直的骨造成症例　成瀬啓一　34

Contents

- ⑯ 上顎前歯部歯槽骨吸収部にGBR後インプラント治療を行った症例　　萬葉陽巳　35
- ⑰ 上顎犬歯への結合組織移植をともなう抜歯後即時インプラント埋入症例　　藤本俊輝　36
- ⑱ バリアメンブレンを用いずに骨造成を行った症例　　堀本真二　37
- ⑲ メンブレンを使用しない骨造成—N2グラフトの検証—　　水口稔之　38
- ⑳ Reconsideration of 2nd Stage for Dental Implants　　湯浅慶一郎　39

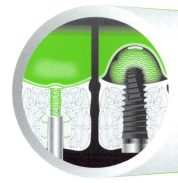 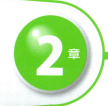

Sinus augmentation
上顎洞骨増大術　40
2章

- ㉑ 重度歯周病患者に対するフルマウスリコンストラクション —両側ソケットリフトを応用して—　　芦澤 仁　42
- ㉒ 垂直的骨量不足をソケットリフトとHAインプラントで対応した症例　　内野文彦　43
- ㉓ 天然歯・インプラント周囲組織の清掃性を高めるためのマネージメント　　岡 昌由記　44
- ㉔ 上顎洞底挙上術後の合併症に対する検討　　神田 浩　45
- ㉕ クレスタルアプローチを併用したインプラント症例　　木村恒太　46
- ㉖ 上顎両側遊離端欠損部のサイナスフロアエレベーション後インプラントを埋入した症例　　田中栄次　47
- ㉗ 上下顎中間歯欠損へのソケットリフト後インプラントを埋入した症例　　行方隆博　48
- ㉘ ラテラルウィンドウからの上顎洞底挙上におけるピエゾサージェリー　　山田嘉宏　49

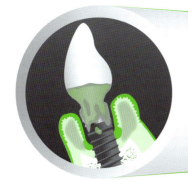 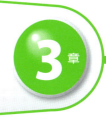

Peri-implantitis
インプラント周囲炎　50
3章

- ㉙ 重度インプラント周囲炎によるインプラント除去症例に対するリカバリー　　井汲憲治　52
- ㉚ 余剰セメント残存によるインプラント周囲炎に対し、掻爬にて対応した症例　　齋藤雪絵　53
- ㉛ スウェーデンのリコールシステムの応用とインプラント周囲炎　　鈴木佐栄子　54
- ㉜ β-TCPエアー・アブレージョンを使用したインプラント周囲炎への外科療法　　瀧 俊之　55

Contents

4章 Computer aided surgery
コンピュータ支援インプラント手術 56

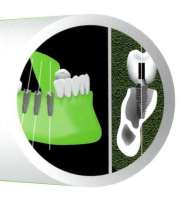

- ㉝ コンピュータエイディッドサージェリー後遊離歯肉移植を行ったインプラント症例 　鵜飼周太郎　58
- ㉞ 3タイプのサージカルテンプレートを用いたインプラント症例 　齋藤琢也　59
- ㉟ 戦略的抜歯後コンピュータエイディッドサージェリーによる全顎的インプラント治療 　高井貞浩　60
- ㊱ 下顎無歯顎患者にロケーターを応用したオーバーデンチャー症例 　高橋俊一郎　61
- ㊲ コンピュータエイディッドサージェリーにより口腔機能および審美性の回復を求めたインプラント症例 　武田聡史　62
- ㊳ 下顎無歯顎におけるノーベルガイドを用いたフラップレス手術による All-on-4 　山崎義孝　63

5章 Implant restoration
インプラント修復 64

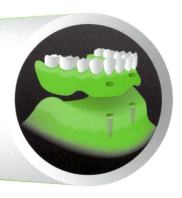

- ㊴ インプラントを用いて咬合支持を獲得した症例 　梯　智陽　66
- ㊵ 片側遊離端欠損症例に OP アンカーアタッチメントを利用したインプラント症例 　柏原　毅　67
- ㊶ e.max CAD スーパーストラクチャーソリューションにより行った臼歯部の欠損症例 　草間幸夫　68
- ㊷ Blade Vent Implant －50年の足跡－ 　小嶋榮一　69
- ㊸ インプラントを用いた咬合再構成症例 　塩山秀哉　70
- ㊹ 当施設の 15 年間で脱落したインプラントに関する調査 　鈴木郁夫　71
- ㊺ インプラント埋入における垂直的位置関係を決定する条件 　武井賢郎　72
- ㊻ 長寿社会に向けた磁性アタッチメント専用ミニインプラントの有用性 　田中譲治　73
- ㊼ インプラントオーバーデンチャーのさまざまなアタッチメントの考察 　鳥居秀平　74
- ㊽ 咬合崩壊した患者に対するインプラントを用いた咬合再構成症例 　若松義昌　75

Contents

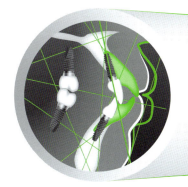
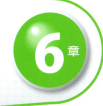

Orthodontic implant
矯正用インプラント　76

6章

49	インプラントアンカーを用いたインターディシプリナリーアプローチ	砂盃　清	78
50	第二大臼歯近心傾斜をMTMによってアップライトし、インプラントを埋入した症例	井澤篤義	79
51	IPインプラントと矯正治療を応用したフルマウスリコンストラクション症例	石井弘之	80
52	重度歯周炎患者に対しインプラントを用いて口腔機能を回復した症例	岡田　淳	81
53	上顎前歯部に自家歯牙移植しその後矯正を行った症例	岡田崇之	82
54	全顎的咬合再構成において矯正とインプラントの併用に有効性が認められた症例	木村美穂	83
55	インプラントおよびLOTにより下顎位を改善した症例	黒岩敏彦	84
56	先天性欠如に対し両隣在歯の削合を回避しインプラントにて補綴治療を行った症例	小城哲治	85
57	インプラントと矯正を用いて咬合再構成を行った症例	杉山輝久	86
58	矯正的挺出後にインプラント治療を行った症例	谷　健太	87
59	下顎臼歯部インプラント治療症例	戸田成紀	88
60	矯正的挺出を用いた再植審美修復症例	藤原康則	89
61	多数歯先天性欠損歯列に対し矯正、ベニアグラフトにて対処した症例	古市嘉秀	90
62	重度歯周病で生じた咬合崩壊を包括的インプラント矯正で再建した症例	松井　力	91

Contents

7章 Implant follow-up
インプラントフォローアップ 92

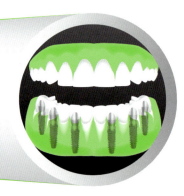

63	20年前に埋入されたインプラントの上部構造を再製作したリカバリー症例	板野　賢	94
64	咬合の回復・維持にインプラントを利用した3年経過症例	伊藤嘉信	95
65	凍結保存を用いた自家歯牙移植症例	井山禎之	96
66	インプラント治療により下顎偏位の改善を図った症例	甲斐智之	97
67	インプラントアバットメント素材の変遷	木村健二	98
68	インプラント埋入深度が周囲組織に及ぼす影響 ―プラットフォームスイッチングタイプを用いて―	坂根清文	99
69	上顎小臼歯部にパンチアウト法によるフラップレスインプラント埋入を行った症例	佐藤俊哉	100
70	上顎第一小臼歯欠損に対しHAインプラントを埋入した症例	佐藤浩史	101
71	上顎臼歯部に対するプラットフォームスイッチングタイプショートインプラントの4年経過症例	佐藤文明	102
72	骨縁下埋入したインプラント周囲骨の評価	関　康宏	103
73	上顎臼歯部欠損にショートインプラントを用いて咬合機能を回復した症例	津川順一	104
74	咬合崩壊が予期された欠損部をインプラントにより改善した症例	德永淳子	105
75	インプラントを用いた上顎前歯欠損咬合回復症例	冨山雅史	106
76	下顎最後方に単独インプラント埋入したアバットメント破折のフォローアップ症例	中川威彦	107
77	当院におけるインプラント破折症例の再治療に対する検討	中野喜右人	108
78	下顎小臼歯部をインプラントで咬合回復した症例	南光　勉	109
79	下顎大臼歯部インプラント治療後のX線像を用いた経過観察	新美寿英	110
80	凍結保存を行った移植歯の予後に関する検討	二木由峰	111
81	角化粘膜不足の下顎大臼歯部へのインプラント治療	西原秀幸	112
82	上顎犬歯欠損のインプラント治療症例	引間正太	113
83	ライフステージに応じた自家歯牙移植術の有用性について	笛木　貴	114
84	トータル・カスタマイズド・メソッド	福留淳一	115
85	ナローサイズインプラントを下顎大臼歯部に埋入した20年経過症例	星野和正	116
86	両側臼歯部に自家歯牙移植を行った症例	松浦宏彰	117
87	インプラントを用いた全顎咬合再構成	水谷義広	118
88	インプラントの咬合支持の有効性を隣在歯の所見から評価した症例	村井悠史	119

Contents

(89) 下顎左側大臼歯中間欠損へのインプラント治療　百瀬康仁　120
(90) 萎縮した下顎臼歯部に骨造成なしにインプラント治療を行った症例　若井広明　121

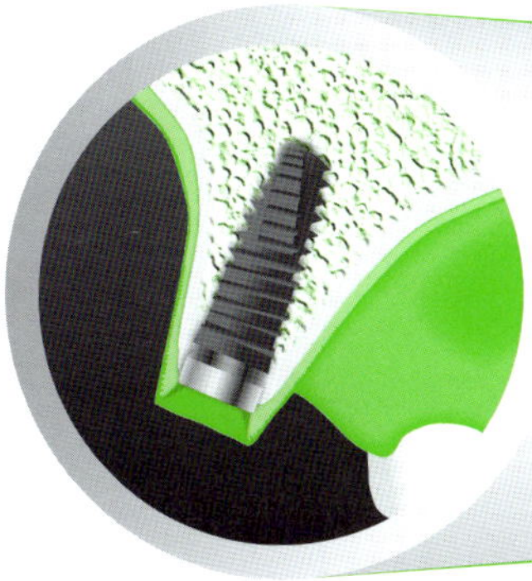

Immediate implant placement

8章 即時インプラント埋入　122

(91) 歯根破折により抜歯後即時埋入を行った症例　浅賀知記　124
(92) 上顎前歯抜歯後即時にインプラントを応用した長期経過症例　小野喜徳　125
(93) ニュートラルリレーション（N.R）を応用したインプラント咬合機能回復　金子泰英　126
(94) 歯根破折歯への抜歯後即時インプラント埋入での対応症例　迫田竜二　127
(95) 上顎小臼歯部抜歯後即時インプラント埋入症例　佐々木裕道　128
(96) 上顎前歯部における immediate loading と immediate placement の検討　鈴木祐輔　129
(97) 下顎大臼歯部に対して抜歯前に埋入窩を形成し抜歯後即時埋入でインプラント治療を行った症例　須田善行　130
(98) 前歯部の審美的回復および臼歯部咬合支持にインプラントを用いた症例　田中芳人　131
(99) 歯根破折が生じた上顎中切歯に対する抜歯後即時インプラント埋入症例　樽味　寿　132
(100) 上顎前歯部歯根破折歯に対する抜歯後即時インプラント埋入症例　鶴見　徹　133
(101) 上顎前歯部への抜歯後即時インプラント埋入症例　三堀陽介　134

執筆者一覧 （五十音順、敬称略）

A	青木暁宣 日本大学	浅賀知記 埼玉県	芦澤 仁 東京都	熱田 亙 東京都	井汲憲治 群馬県	砂盃 清 群馬県	井澤篤義 静岡県	石井弘之 香川県
板野 賢 千葉県	伊藤嘉信 愛知県	井山禎之 広島県	岩野義弘 東京都	岩本麻也 東京都	鵜飼周太郎 滋賀県	内野文彦 埼玉県	梅津正喜 静岡県	太田広宣 東京都
大田善秋 群馬県	大野素史 静岡県	岡田 淳 栃木県	岡田崇之 群馬県	岡 昌由記 東京都	小野喜徳 長野県	**K**	甲斐智之 兵庫県	梯 智陽 滋賀県
柏原 毅 東京都	金子泰英 栃木県	神田 浩 徳島県	木村健二 千葉県	木村恒太 東京都	木村茂夫 長野県	木村美穂 東京都	草間幸夫 東京都	黒岩敏彦 滋賀県
小嶋榮一 東京都	小城哲治 神奈川県	今野賢克 宮城県	**S**	齋藤琢也 群馬県	齋藤雪絵 群馬県	坂根清文 京都府	迫田竜二 大分県	佐々木裕道 新潟県
笹谷和伸 栃木県	佐藤俊哉 神奈川県	佐藤浩史 東京都	佐藤文明 東京都	塩田 真 東京医科歯科大学	塩山秀哉 鹿児島県	杉山輝久 大阪府	鈴木郁夫 神奈川県	鈴木佐栄子 神奈川県
鈴木祐輔 千葉県	須田善行 北海道	関 康宏 東京都	**T**	高井貞浩 群馬県	高橋俊一郎 神奈川県	瀧 俊之 神奈川県	武井賢郎 長野県	武田聡史 香川県
竹之内大助 東京都	田中栄次 京都府	田中譲治 千葉県	田中芳人 大阪府	谷 健太 京都府	玉木克弥 秋田県	樽味 寿 兵庫県	津川順一 東京都	鶴見 徹 茨城県
徳永淳子 神奈川県	戸田成紀 東京都	冨山雅史 東京都	鳥居秀平 兵庫県	**N**	中川威彦 東京都	中野喜右人 兵庫県	中原幹雄 滋賀県	行方隆博 東京都
成瀬啓一 山形県	南光 勉 滋賀県	新美寿英 静岡県	二木由峰 広島県	西原秀幸 群馬県	**H**	萬葉陽巳 埼玉県	引間正太 神奈川県	笛木 貴 群馬県
福留淳一 東京都	藤本俊輝 千葉県	藤原康則 京都府	古市嘉秀 滋賀県	星野和正 東京都	堀本真二 愛媛県	**M**	松井 力 長野県	松浦宏彰 東京都
水口稔之 東京都	水谷義広 栃木県	三堀陽介 東京都	村井悠史 京都府	百瀬康仁 東京都	**Y**	山崎義孝 京都府	山田嘉宏 東京都	湯浅慶一郎 東京都
W	若井広明 東京都	若松義昌 茨城県						

翻訳者一覧 （五十音順、敬称略）

ITIスカラーチーム

上野大輔	神奈川歯科大学附属 横浜研修センター	小林真理子	汐田総合病院	今 一裕	東京医科歯科大学	瀬戸一郎	総合南東北病院
高橋恭久	東京都	田中謙光	東北大学	豊嶋健史	香川県	永田浩司	東京都
長谷川昌輝	静岡県	丸尾勝一郎	神奈川歯科大学	山下泰史	福岡県		

巻頭企画

今、歯科医師に求められる論文の読み方、書き方

Part1 今、問われている論文の読み方とは？

塩田 真　東京医科歯科大学大学院医歯学総合研究科
　　　　インプラント・口腔再生医学分野准教授

Page12

Part2 論文の執筆に悩む臨床医の方々へ

岩野義弘　日本インプラント臨床研究会・特別研修会委員長、
　　　　　サイエンス委員会委員長

Page16

巻頭企画　今、歯科医師に求められる論文の読み方、書き方

Part 1 今、問われている論文の読み方とは？

塩田 真　東京医科歯科大学大学院医歯学総合研究科
インプラント・口腔再生医学分野准教授

はじめに

　STAP細胞に関連する出来事は完全な収束には至っていないが、本件が学術研究や学術論文の在り方に一石を投じたことは明らかである。Nature誌の掲載論文を頭から信用することは許されないのかもしれない。しかし、エビデンスに基づいた治療が要求される現代では、情報源としての論文を大切に扱うことは必須である。データの妥当性、実験の再現性、論理の正当性が備わっている論文を見分け、正しい知識を得ることが重要となっている。

　一般社団法人日本インプラント臨床研究会（CISJ：Clinical Implant Society of Japan）がまとめた「インプラントのための重要12キーワードベスト240論文 世界のインパクトファクターを決めるトムソン・ロイター社が選出（クインテッセンス出版、2014年）」[1] は、論文の読み方と書き方にきわめて役立つアイテムである。ここに集められた論文は、引用されることが非常に多く、必ず知っておくべき論文であり、研究の方向性、研究のスタイル、研究のスケールなどおおいに参考になる。しかし、これらの論文に盛り込まれた情報を正しく理解するためには、論文作成における一定の決め事を知る必要がある。

　そこで本稿では、実際的な論文の読み方を解説していきたいと思う。

表1　論文に必要なもの

問題意識 Awareness of problems	疑問に思うことを明確にする
主張 Claim	疑問に対する答えを考えて示す
論証 Evidence	事実的、理論的に答えの根拠を提示する 作業報告ではない
ストーリー Story	論理をわかりやすく理論立てて展開する
哲学 Philosophy	ブレずに筋を通す

Part1　今、問われている論文の読み方とは？　　塩田 真

表2　論文のフォーマット

タイトル	Title	
著者	Author	
抄録	Abstract	
本文	(IMRAD +α)	
背景・目的	Introduction (I)	研究課題は何か　なぜ取り組むか
手法	Methods (M)	どのように取り組むか
結果	Results (R)	どのような結果が得られたか
考察	Discussion (D)	結果から何が言えるのか
結論	Conclusion	
参考文献	References	
謝辞	Acknowledgements	

学術論文とは？

　まず、学術論文とは何かということを考えてみよう。学術論文とは、独自の研究成果を伝えるものである。その伝え方は、査読(Peer Review)を経て、学術雑誌に発表されるというものである。

　論文の作成は、問題意識、主張、論証、ストーリー、哲学をもって行う(表1)。現状には何が欠けているのかという問題意識が論文作成の発端である。この問題意識は自身の認識不足によるものであってはならず、新奇性や現代性を備えている必要もある。それに対する答えは何かという主張が次に来る。この主張は、何か思いついたとか、とりあえず調べたといったものでなく、問題に対する真摯な回答のことである。その答えの根拠を、事実に基づき理論的に提示することが論証である。論証はわかりやすく論理立てたストーリーに従って行う。また、ストーリーには結論までブレなく進む筋が通っていること、すなわち哲学を持っていることが求められる。

　さらに、学術論文には、提示された手法で行えば誰がやっても同じ結果が得られるという、普遍性や透明性が必要とされる。

論文のフォーマットとは？

　現在ほとんどの論文は表2に示す要素から構成されているが、これは1978年に定められたバンクーバースタイル[2]に準拠するものである。

　「タイトル」には著者がもっとも強調したいことがちりばめられている。凝縮された著者のメッセージをここで受け取り、論文内容の当たりをつける。また、過去の論文中の見覚えある人が「著者」の中にいれば、テーマの方向性、アプローチ法がある程度窺える。

　著者が問題に思っていることは「抄録(アブストラクト)」のはじめのほうに書かれている。結果と結論を手っ取り早く知るためにはやはり「抄録」に目を通すべきである。さらに「結果」にある表や図には著者のもっとも伝えたいことが表されている。ここまでで論文の概要はほぼ理解できるわけだが、著者が行った方法をより具体的に知るためには「手法」を読む。そして、研究の流れの中でこの論文がどのような位置にあるかは「考察」で知ることができる。

　このような、論文のフォーマットを知ることにより、論文を素早く読み解けるようになる。

巻頭企画　今、歯科医師に求められる論文の読み方、書き方

表3　研究のデザイン

介入研究		ランダム化比較試験
		非ランダム化比較試験
観察研究	分析的研究	コホート研究
		ケースコントロール研究（症例対照研究）
		横断研究（クロスセクショナル研究）
	記述的研究	ケースシリーズ研究（症例集積研究）
		症例報告
二次的研究		システマティックレビュー
		メタアナリシス

研究デザインとは？

　論文は研究の成果を伝えるものだが、研究には介入研究、観察研究、二次的研究の3種が存在する（表3）。

　介入研究は、薬剤投与などの介入行為を行う研究である。被験者の割り付け方をランダム（無作為）に行わない非ランダム化比較試験ではバイアスの入る可能性がある。

　観察研究は介入行為を行わない。コホート研究とケースコントロール研究では、喫煙などの暴露因子の影響を調査するが、前者は前向き（prospective）、後者は後ろ向き（retrospective）の違いがある。コストがかからずに比較的早く結果が得られ、さらに多くの暴露因子を評価できるという利点があるが、バイアスを生じやすいという欠点もある。横断研究は1回のみ、1時点のみの調査を行うもので、調査対象の実態（疾患の有病率など）を把握することが中心である。横断研究では因果関係の証明はできない。

　ケースシリーズ研究と症例報告は、特定疾患についての病歴、経過、検査結果、特徴などの報告を行うもので、新しい疾患概念を知らしめる契機となる。

　二次的研究は、既発表の論文を利用して、新たな評価や整理を行う研究である。システマティックレビューは、特定テーマに関して、一定の基準をクリアした論文のデータを統合して結果をまとめたものである。さらにメタアナリシスは、複数の論文のデータを定量的に結合して解析したものである。個々の研究ではデータの数が不足している際に用いられる。

　これらの研究デザインは、エビデンスをつくる手法によって図1のように階層化されている。このピラミッドでは、システマティックレビューとメタアナリシスが最上位にある。しかし、2007年の"How Quickly Do Systematic Reviews Go Out of Date? "という論文[3]によると、1995～2005年までに発行された100件のシステマティックレビューのうち、更新を必要としない（新たなエビデンスの報告がない）期間は平均5.5年であった。さらに、7％は出版された時点ですでに更新を必要とする内容となっていたということである。したがって、システマティックレビューといえども内容を鵜呑みにしてはいけないということになる。

Part1 今、問われている論文の読み方とは？　塩田 真

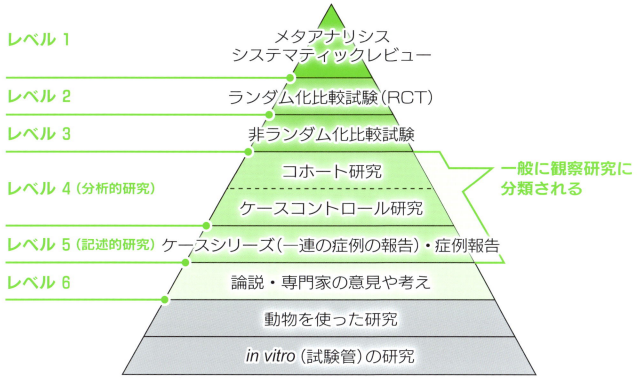

図1　エビデンスのピラミッド。エビデンスはその根拠となる研究デザイン（手法）によって図のようにレベル分けされている。もっともベースとなる、エビデンスレベルの低いものが基礎研究になり、ピラミッドの頂点に近づいていくほどエビデンスレベルが高くなる。この階層はあくまで臨床のエビデンス算出を考慮したものである。

おわりに

　はじめに書いたように、論文がNature誌に掲載されたからといって頭から信じるというのは実は間違いである。科学とは真実に向けてつねに修正が繰り返されるものであり、修正の必要がまったくないものは科学ではなく宗教ということになるからである。論文を正しく読み、臨床におおいに活用していただくことを願う次第である。

参考文献
1. 一般社団法人日本インプラント臨床研究会．インプラントのための重要12キーワードベスト240論文 世界のインパクトファクターを決めるトムソン・ロイター社が選出．東京：クインテッセンス出版，2014．
2. ［No authors listed］, Uniform requirements for manuscripts submitted to biomedical journals: Writing and editing for biomedical publication. J Pharmacol Pharmacother 2010；1(1)：42-58.
3. Shojania KG, Sampson M, Ansari MT, Ji J, Doucette S, Moher D. How quickly do systematic reviews go out of date? A survival analysis. Ann Intern Med 2007；147：224-233.

巻頭企画　今、歯科医師に求められる論文の読み方、書き方

Part2 論文の執筆に悩む臨床医の方々へ

岩野義弘　日本インプラント臨床研究会・特別研修会委員長、サイエンス委員会委員長

はじめに

　近年の歯科界において Evidence Based Medicine：EBMの重要性が謳われるようになって久しい。EBMとは、臨床上の疑問点に関して、関連文献などを検索し、それらを批判的に吟味したうえで患者への適応の妥当性を評価し、専門技能を生かして臨床を行うことであり、EBM実践のため、われわれは日々の臨床の中で疑問点に対する文献検索を行っている。このように臨床医にとって論文とは、基本的に「読む」対象であり、論文を「書く」のはおもに大学系研究機関で行われるものであると認識されている。ゆえにわれわれがいざ論文執筆に取り組むと大変な苦労をともなう。
　そこで本稿では、臨床医が論文をいかにして「書く」かについて考えてみたい。

臨床医が論文を書くことの目的と意義

　論文は、特定の問題に答えを出し、確証することを目指して、秩序ある構成で論理的に書かれる文章である(**Part1- 表1**参照)。日々生ずる疑問点に対する解決策を探しつつ臨床に取り組んでいる臨床医が、その確証を目指した研究を行い、論文を書くことには意義がある。そのような思考過程と検証方法を学ぶことは、臨床の場にも確実にフィードバックされる。既存の手法の有効性を検証することと併せて、新手法を紹介することもまた医学の発展にとって有益である。近年、論文投稿が必須である資格もあり(たとえば、公益社団法人日本口腔インプラント学会指導医取得のためには、主論3論文、副論3論文、計6論文のアクセプトが必須である)、論文作成がいっそう身近なものとなってきた。

一般臨床医による論文作成

　学術論文としては、できるだけバイアスの排除された研究(ランダム化比較試験)が望ましいが(**Part1- 表3**参照)、臨床医が行うにはハードルが高い。特に、倫理的に介入がその代案に比べて有害、もしくは有益であることが明らかでない必要があるため、治療法の有効性を評価することが困難となる。さらに、臨床上有益なアウトカムを得ることが難しい場合も多い。このタイプの試験方法として代表的なものは、学会主導型研究である(たとえば、特定非営利活動法人日本歯周病学会主導で行われた、垂直性骨欠損に対する歯周組織再生療法におけるFGFの有効性を調べるための多施設前向き二重盲検化ランダム化比較試験)。われわれ一般臨床医としては介入研究よりは観察研究のほうが取り組みやすい。カルテなどの診療録記載のデータを利用した、後ろ向きのケースコントロール研究により有益な結果が得られるかもしれない。ただし倫理審査が必須であり、また統計学的な知識も求められる。臨床医がもっとも取り掛かりやすいのは、倫理審査や統計処理の必要のない症例報告あるいはケースシリーズであろう。そこで実際に学術雑誌に掲載された論文を基に、論文作成の手順を解説する(**図1**)。

Part2 論文の執筆に悩む臨床医の方々へ　　　岩野義弘

論文作成の実際：症例報告

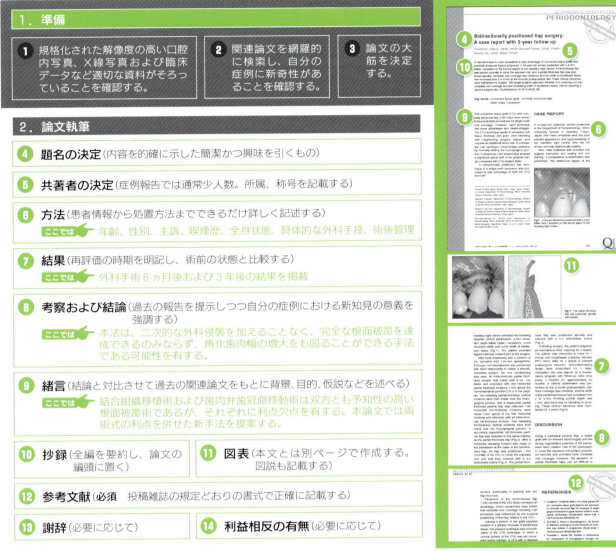

図1 論文（症例報告）執筆の手順例を示す。「2．論文執筆」④題名の決定から⑫参考文献の記載までを実際の論文と対応させて表示した。

おわりに

日々の忙しい臨床の中で論文を書くのは、われわれ臨床医にとってきわめて困難なことである。しかしながら、研究や論文作成を通じて臨床上の疑問に対する思考過程と検証方法を学ぶことが、自分自身の臨床力向上や患者利益につながることは間違いない。まずは敷居の低い症例報告から論文執筆を始め、徐々に観察研究そして介入研究へと歩を進めていけば良いのではないだろうか。一人でも多くのリサーチクリニシャンの誕生が望まれる。

参考文献

1. 監修：厚生省健康政策局研究開発振興課医療技術情報推進室．わかりやすいEBM講座　厚生科学研究所，2000．
2. Iwano Y, Sato S, Ito K. Bidirectionally positioned flap surgery: a case report with 3-year follow-up. Quintessence Int 2013；44(1)：25-28．

1章 **Bone augmentation**
2章 Sinus augmentation
3章 Peri-implantitis
4章 Computer aided surgery
5章 Implant restoration
6章 Orthodontic implant
7章 Implant follow-up
8章 Immediate placement

1 Bone augmentation

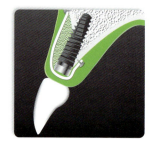

骨造成：
種々の原因により吸収した歯槽堤の水平もしくは垂直方向への外科的造成法。骨誘導再生（GBR）、骨移植術（自家骨、他家骨、人工骨）、ディストラクション、チタンメッシュを用いた方法などさまざまな材料、手法が用いられる。

今読むべきインパクトの高いベスト10論文

1 Iasella JM, Greenwell H, Miller RL, Hill M, Drisko C, Bohra AA, Scheetz JP. Ridge preservation with freeze-dried bone allograft and a collagen membrane compared to extraction alone for implant site development: a clinical and histologic study in humans. J Periodontol 2003 ; 74(7):990-999.
インプラント周囲骨造成のための凍結乾燥他家骨、コラーゲン膜を応用した歯槽堤温存術と通常抜歯術との比較：ヒトにおける臨床的および組織学的研究

2 Chiapasco M, Casentini P, Zaniboni M. Bone augmentation procedures in implant dentistry. Int J Oral Maxillofac Implants 2009;24 Suppl:237-259.
インプラント歯学における骨造成法

3 Cordaro L, Amadé DS, Cordaro M. Clinical results of alveolar ridge augmentation with mandibular block bone grafts in partially edentulous patients prior to implant placement. Clin Oral Implants Res 2002 ;13(1):103-111.
部分無歯顎患者に対しインプラント術前に施術する下顎ブロック骨移植片を用いた歯槽堤増大術の臨床結果

4 Esposito M, Grusovin MG, Coulthard P, Worthington HV. The efficacy of various bone augmentation procedures for dental implants: a Cochrane systematic review of randomized controlled clinical trials. Int J Oral Maxillofac Implants 2006 ;21(5):696-710.
歯科インプラントにおける多様な骨造成法の効果：コクラン共同計画に基づくランダム化比較試験のシステマティックレビュー

5 Zitzmann NU, Schärer P, Marinello CP. Long-term results of implants treated with guided bone regeneration: a 5-year prospective study. Int J Oral Maxillofac Implants 2001 ;16(3):355-366.
GBR法を適用したインプラントの長期臨床成績：5年間前向き研究

6 Hämmerle CH, Lang NP. Single stage surgery combining transmucosal implant placement with guided bone regeneration and bioresorbable materials. Clin Oral Implants Res 2001 ;12(1):9-18.
粘膜貫通型インプラント埋入と生体吸収材料を用いたGBR法との同時併用療法

7 Chiapasco M, Romeo E, Casentini P, Rimondini L. Alveolar distraction osteogenesis vs. vertical guided bone regeneration for the correction of vertically deficient edentulous ridges: a 1-3-year prospective study on humans. Clin Oral Implants Res 2004 ;15(1):82-95.
無歯顎における垂直性歯槽骨欠損への対応。歯槽骨延長術 vs 垂直GBR法：ヒトでの1〜3年前向き研究

8 Hämmerle CH, Jung RE, Feloutzis A. A systematic review of the survival of implants in bone sites augmented with barrier membranes (guided bone regeneration) in partially edentulous patients. J Clin Periodontol 2002;29 Suppl 3:226-231; discussion 232-233.
部分無歯顎症例にGBR法を応用したインプラント生存率に関するシステマティックレビュー

9 Jung RE, Glauser R, Schärer P, Hämmerle CH, Sailer HF, Weber FE. Effect of rhBMP-2 on guided bone regeneration in humans. Clin Oral Implants Res 2003 ;14(5):556-568.
ヒトにおけるrhBMP-2とGBR法併用療法の効果

10 von Arx T, Buser D. Horizontal ridge augmentation using autogenous block grafts and the guided bone regeneration technique with collagen membranes: a clinical study with 42 patients. Clin Oral Implants Res 2006 ;17(4):359-366.
自家骨ブロックとコラーゲン膜GBR法を応用した水平歯槽骨造成：42症例の臨床研究

5 GBR法を適用したインプラントの長期臨床成績：5年間前向き研究

　5年間の長期前向き研究の目的は、埋入時にGBR法を応用した骨内インプラントを追跡することである。75名の患者に埋入したブローネマルクシステムインプラント周囲に生じた欠損に対し、Bio-OssとBio-Gideを用いて治療した（112例）。スプリットマウス症例では2ヵ所目の欠損部にBio-OssとGore-Texを使用した（41例）。75名すべての症例において、少なくとも1本のインプラントは通常埋入可能であり、コントロールとして使用した（計112本）。5年の経過観察期間中、最終上部構造（単冠、固定もしくは可撤式インプラント補綴）装着6ヵ月後、その後は12ヵ月に1度のリコールを行った。以下の項目について調査した：インプラントの残存、辺縁骨レベル（MBL）、プラークの存在、インプラント周囲粘膜状況、角化粘膜の高さ（KM）、辺縁軟組織レベル（MSTL）。結果として、5年間のインプラント累積残存率はGBR法の有無にかかわらず93〜97％とさまざまであった。60ヵ月後におけるMBLの平均値は、Bio-OssとBio-Gide治療群で1.83mmであり、Bio-OssとGore-Tex治療群で2.21mm、コントロール群は1.73mmであった。MBL値は、時間の経過とともに有意に増加する傾向にあり、観察期間中KMは3.16〜3.02mmとさまざまな値を示した。また、0.1mmというわずかな退縮を認めるとともに、プラークはすべての部位の15％に存在し、インプラント周囲粘膜炎に影響していた。これらの兆候や退縮は、治療法よりもむしろ修復方法と強く関係しているようであった。本研究より5年後のインプラント残存率はGBR法施術の有無にかかわらず同等であるが、GBR法適用部位のほうが骨吸収がより進行することが示唆された。GBR法の使用は、初期の骨欠損が垂直的に2mm以上存在する時に強く推奨されると思われる。

（Zitzmann NU, Schärer P, Marinello CP. Int J Oral Maxillofac Implants 2001 ;16(3):355-366.）

6 粘膜貫通型インプラント埋入と生体吸収材料を用いたGBR法との同時併用療法

　本臨床研究の目的は、粘膜貫通型インプラント周囲に生じた骨欠損が、生体吸収材料を用いたGBR法によって再生されるかを検討することである。女性3名、男性7名（32〜68歳、平均年齢54.5歳）がインプラント治療を必要とした。慎重な抜歯をしてから8〜14週後、抜歯部位にITIインプラントを埋入した。すべてのインプラントに、チタンプラズマ粗面（TPS）が歯槽骨欠損より一部露出した裂開状骨欠損が生じた。GBR法は脱タンパクウシ骨基質であるBio-Ossにてメンブレンを支持し、生体吸収性コラーゲン膜であるBio-Gideにて被覆する手法を用いた。メンブレンと弁はインプラント頚部に適合させ、したがってインプラントは粘膜を貫通、口腔内に露出させた。臨床検査は目盛りのついた歯周プローブを用いて各インプラント周囲6部位（近心頬側、頬側、遠心頬側、近心舌側、舌側、遠心舌側）を対象に行った。これらはi）インプラント頚部から最初の骨–インプラント接触点までの距離で表す欠損深さ、ii）骨頂から最初の骨–インプラント接触点までの距離で表す骨内欠損、iii）歯槽頂からインプラント体長軸に対して垂直方向のインプラント体までの距離で表す欠損幅を含む。ウィルコクソンの符号付順位和検定を用いて、有意差を検討した。ベースライン時、患者ごとの平均欠損深さは3.6mm（標準偏差：1.6、範囲：1.8〜6.8mm）であった。もっとも欠損が深かったのは頬側であった（平均7.8mm、標準偏差1.9mm）。リエントリー時、欠損の平均値は2.5mm（標準偏差0.6mm）と減少しており、有意な減少を認めた（$P<0.01$）。

　初めは62％の部位で深さ0〜3mm、23％で2〜4mm、15％で6mm以上であったが、6〜7ヵ月後のリエントリー時には95％で深さ3.6mm以下、残りの5％でも4〜6mmとなっていた。インプラント粗面の初期被覆率は平均で86％（標準偏差：33％）であった。100％の被覆を達成したのは10本のインプラント中8本であり、1本は60％、残りの1本は0％であった。最後のインプラントについては感染兆候があり、治癒期間中も炎症を認めていた。粘膜貫通型インプラントに対して、生体吸収材料を用いたGBR法はインプラント周囲に生じた骨欠損を再生しうると結論付けることができる。

（Hämmerle CH, Lang NP. Clin Oral Implants Res 2001 ;12(1):9-18.）

1章 **Bone augmentation**
2章 Sinus augmentation
3章 Peri-implantitis
4章 Computer aided surgery
5章 Implant restoration
6章 Orthodontic implant
7章 Implant follow-up
8章 Immediate placement

1 交通外傷後の上顎前歯部に腸骨移植を併用したインプラントによる欠損補綴症例

青木暁宣（総合病院国保旭中央病院歯科・歯科口腔外科、日本大学松戸歯学部顎顔面外科学講座）

症例の概要

初診：2010年8月

患者年齢および性別：18歳、男性

既往歴：3歳、川崎病。

家族歴：特記事項なし。

主訴：上顎骨、上顎歯牙、口唇の精査依頼（当院救急救命科よりコンサルト）。

診断：2 1|部歯槽骨骨折、3 2|亜脱臼、|1完全脱臼、|1歯冠破折、上唇裂傷

処置内容とその根拠

2010年8月、局所麻酔下で口腔内縫合、2|抜歯、|1直接覆髄。2011年8月、全身麻酔下で自家骨移植（腸骨からの移植骨採取）、インプラント埋入術（Straumann社製BL（ボーンレベル）RC（レギュラー CrossFit）10mm×1本、8mm×1本）施行。2012年1月、二次手術施行。2012年10月、最終上部構造物装着。今回、交通外傷にて歯牙および骨欠損を認め、治癒後にインプラント治療を希望された。骨欠損に対し、口腔外採取（腸骨移植）による自家骨移植を併用し、インプラント埋入を施行した症例を経験したので報告する。

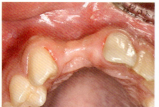
図1　術前口腔内。2 1|部の歯肉の瘢痕および骨欠損が予想できる。

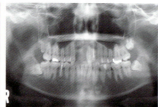
図2　術前パノラマX線写真。2 1|喪失、|1歯冠破折を認める。

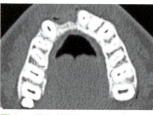
図3　埋入位置にステントを装着して撮影したCTアキシャル画像。頬側骨の欠損を認める。

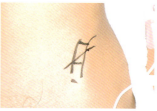
図4　腸骨ブロック骨PCBM（腸骨海綿骨細片）を採取。テルダーミス®を填入し、一時閉鎖した。

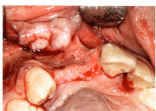
図5　術中剥離後口腔内写真。骨欠損によりナイフエッジ状の骨縁を認めた。

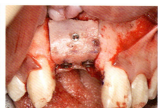
図6　インプラント体埋入と採取骨をオンレーグラフトし、5mmマイクロスクリューにて固定した。

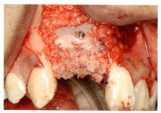
図7　段差を認める箇所に可能な限りPCBMを充填した。

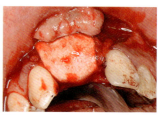
図8　吸収性メンブレンを設置し、ゴアテックススーチャーにて一時閉鎖とした。

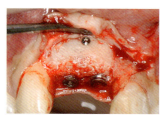
図9　二次手術剥離後口腔内写真。移植骨は完全に生着していた。

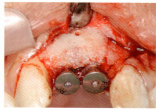
図10　二次手術終了後口腔内写真。移植骨を固定していたマイクロスクリューを除去した。

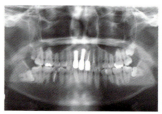
図11　現在のパノラマX線写真。移植骨の骨吸収もなく安定している。

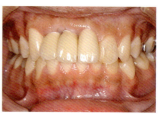
図12　同口腔内。ジルコニアアバットメント、ジルコニアオールセラミックスを装着した。

抜歯後即時埋入と同時にオステオプッシャーを用いてGBRを行った症例

熱田 亙（東京都開業）

症例の概要

患者は左下の自発痛の治療を主訴に来院した。X線像より、⎿6近心根の歯根破折像を認めた。両隣在歯は問題なく、咬合力による破折の可能性を説明、インプラントによる修復にて同意を得た。単身赴任中の患者の要望に応えるため、治療回数を少なくすることを念頭に治療計画を検討した。抜歯後、即時埋入を行った。4ヵ月後、上部構造まで装着を行った。良好な結果を得ており、患者の高い満足度を得ることができた。

処置内容とその根拠

本症例は患者背景より通院回数を減らすことを目的として抜歯後即時埋入を行った。インプラント窩と抜歯窩のギャップは補填材料を填塞し、ビッグキャップを用いた開放創でのGBRを行った。治癒期間後、カスタムアバットメントおよび最終補綴物を装着し、良好な経過をたどっている。歯の喪失理由は力の要素と考え、感染リスクは低いと判断した。抜歯後即時埋入の選択はインプラント治療の期間および回数を減らすうえで、有用であると示唆された。

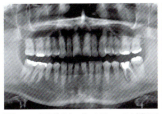

図1 初診時パノラマX線写真。⎿6近心根の破折線像を認め、Brachyo facialタイプと示唆された。

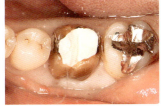

図2 術前口腔内写真。術前の消炎処置を行い、反応は良いため感染リスクは低いと判断した。

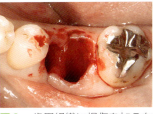

図3 歯周組織に損傷を加えないよう慎重に抜歯を行った。近心頬側骨は吸収が認められた。

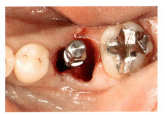

図4 拡大視野下にて掻爬後、オステオプッシャー（プラトン社製）を利用しソケットを形成した。

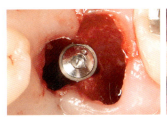

図5 インプラント（プラトン社製 Type 4 BiO φ4.1×10mm）を埋入し、埋入深度を骨縁下1mmに設定した。

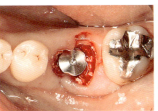

図6 歯槽中隔で初期固定を得たため、HAとβ-TCP混合補填材料を填塞し、ビッグキャップに置換。

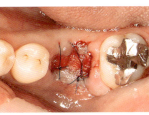

図7 周囲歯肉を内側から剥離し、コラーゲン製剤で抑え縫合した。

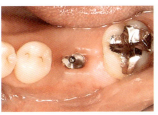

図8 術後4ヵ月。辺縁歯肉に補填材料が認められたが、感染は認められなかった。

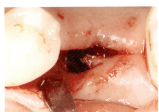

図9 二次手術時。近心根相当部の骨再生と、インプラント周囲に硬い骨様組織を認めた。

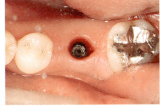

図10 印象前、補填材料顆粒が歯肉内に認められたが感染はなく、経過は良好と考えられた。

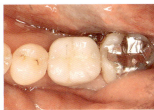

図11 カスタムアバットメントおよび最終補綴物装着。

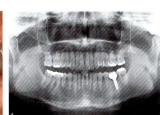

図12 メインテナンス時パノラマX線写真。最終補綴物装着後1年、経過は良好である。

3 インプラント周囲の硬・軟組織マネージメント症例

岩野義弘（東京都開業）

症例の概要

患者は初診時55歳の女性。ものが噛みにくいという主訴にて来院した。全顎的に歯周炎は軽度であり、う蝕が多く認められた。5頬側マージンより約7mm根尖側にオトガイ孔の開口を認めたため、包括的治療の一環である6 7相当部インプラント治療に際し、一次手術時切開線を改変したlateral incision techniqueを用い、二次手術時にFGGを行うことにより、萎縮した硬・軟組織の増大を図った。

処置内容とその根拠

歯周基本治療後、5の矯正的挺出、歯冠長延長術および支台築造を行い、再評価後インプラント治療へと移行した。6 7相当部は径4mm、長さ9mmのAstra Tech Implantを2本埋入後にGBRを施し、二次手術時FGGを併用した。7 6相当部へは通常埋入を行った。プロビジョナルレストレーションを装着し、再評価後上部構造物の装着を行った。術後1年時における経過は良好である。

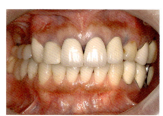
図1 初診時口腔内写真。全顎的に歯肉の発赤腫脹は軽度である。

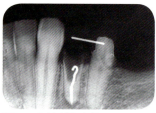
図2 う蝕が歯肉縁下に及んでいた3 4は矯正的挺出を行い、歯の保存を図った。

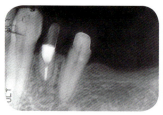
図3 矯正的挺出後歯肉弁根尖側移動術による歯冠長延長術を行い、生物学的幅径を獲得した。

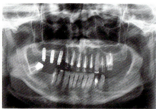
図4 インプラント術前パノラマX線写真。垂直的骨量は十分である。

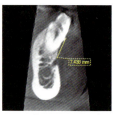
図5 CT像よりオトガイ孔の高位開口を確認した。

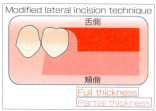
図6 ラテラルインシジョンテクニックの変法。最後方歯の遠心に部分層弁を形成する。

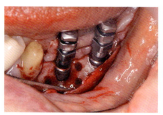
図7 計画した位置にインプラントを埋入したところ、頬側スレッドの裂開が生じた。

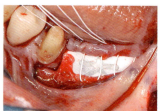
図8 自家骨の填入後非吸収性遮断膜を設置した。5遠心に形成された部分層弁を確認。

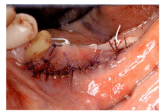
図9 マットレス縫合にて弁と遮断膜とを固定し、単純縫合にて粘膜どうしの縫合を行った。

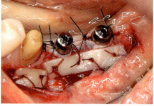
図10 二次手術時、遮断膜の除去後遊離角化粘膜移植術を施し、角化粘膜幅の増大を図った。

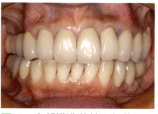
図11 上部構造装着1年後の口腔内写真。審美性および機能性の改善が達成された。

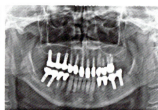
図12 同パノラマX線写真。

インプラント治療におけるメンブレンを用いない骨造成法

岩本麻也(東京都勤務)

症例の概要

患者は47歳、男性。2012年6月に下顎左側ブリッジの不快感を主訴に来院。⎡6欠損、⎡7は慢性根尖性歯周炎により大きく骨吸収を起こし、CT画像において一部下顎骨の舌側壁にまでおよぶ骨吸収が認められた。⎡6部はインプラント体埋入、⎡7部は抜歯後、抜歯窩を覆う範囲内での1回目の骨造成を行った。後日⎡7部にインプラント体を埋入、および⎡67部に2回目の垂直的な骨造成を行うこととした。

処置内容とその根拠

2012年7月に⎡6部にインプラント体を埋入。その後、⎡7部は抜歯・掻爬後、抜歯窩および周囲骨をデコルチケーション後、骨補填材料を填入し、縫合した。3ヵ月後に⎡7部にインプラント体埋入、骨補填材料填入後に減張切開を行い縫合した。さらに、4ヵ月後に二次手術を行い、PT値も良好な結果を示した。今回、メンブレンを用いないことでメンブレンの露出による感染は認められず、良好な結果が得られた。

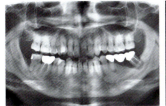
図1 初診時のパノラマX線写真。

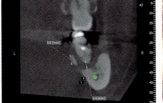
図2 初診時の⎡7部のCT画像。下顎骨舌側壁にまでおよぶ骨吸収が認められた。

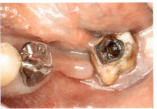
図3 ブリッジ除去直後の口腔内写真。

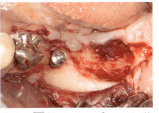
図4 ⎡6部にインプラント体(プラトンジャパン社製、SAG TYPE 4 φ3.8×10L)を9mm埋入。

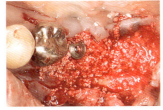
図5 周囲骨をデコルチケーション後骨補填材料(β-TCP、HA)填入。

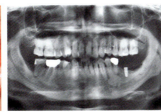
図6 1回目の骨造成後のパノラマX線写真。

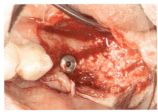
図7 2回目の骨造成前の口腔内写真。骨様組織が認められる。

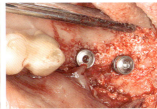
図8 ⎡7部にインプラント体(プラトンジャパン社製、Type 4 BiO φ3.8×10L)を9mm埋入。

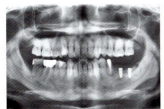
図9 2回目の骨造成後のパノラマX線写真。インプラント体埋入後に、骨補填材料填入後に減張切開を行い縫合した。

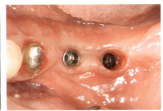
図10 上部構造装着前の口腔内写真。二次手術時にPT値⎡6部-7、⎡7部-4と良好な結果を示した。

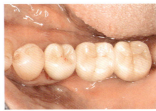
図11 上部構造装着後の口腔内写真。スクリューリテインのオールジルコニアクラウンを30Ncmにて装着した。

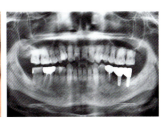
図12 上部構造装着後のパノラマX線写真。インプラント体と上部構造の適合も良好であった。

5 自家製のマイクロプレートによる顎堤増大およびPRGFの応用

梅津正喜（静岡県開業）

症例の概要

　骨欠損が著しい場合、骨内インプラントの埋入は神経移動処置、テントスクリュー、マイクロメッシュで骨造成を行うか、不適切な角度でインプラントを埋入しなければならなかった。感染根管により歯根嚢胞除去後骨欠損が大きくなるので骨再生誘導にてマイクロプレートおよびPRGF、フッ素入りのオステオジンとPRGFからできるメンブレンを欠損部に置き6ヵ月後、マイクロプレートを除去すると骨の再生が認められた。

処置内容とその根拠

　感染根管により歯根嚢胞が発生したので、抜歯、全層弁で剥離しピエゾで掻把。その後フッ素入りのオステオジン（骨補填材料）を空洞内に置きPRGFのF2メンブレンで被覆した。PRGFを使用することによって創傷治癒が促進され、治癒の期間が短くなった。F1、F2のフィブリンメンブレンは粘膜の上皮化を促進する。マイクロプレートは足場として有効であり、骨増大に役立つ。

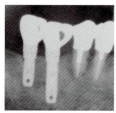
図1　感染根管のX線写真。

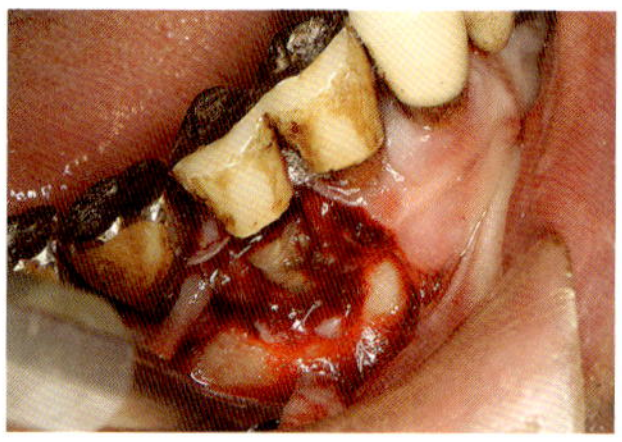

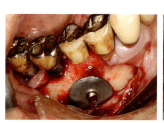
図2　全層弁剥離、歯根嚢胞明示。

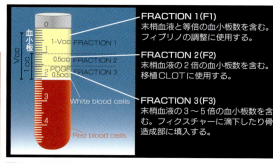
図3　PRGFのF1、F2、F3。

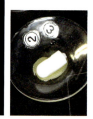
図4　F2とF3のCLOTとテルプラグ。

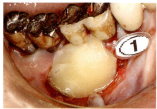
図5　空洞内にテルプラグを填入後、F2とF3のCLOTで被覆。

図6　2回目の手術、歯根嚢胞除去後の骨の治癒の外観。

図7　患者の同意を得て、フッ素入りのオステオレジンと丸いマイクロプレートを使用。

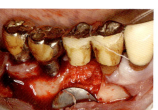
図8　F2とF3のCLOTにて被覆。

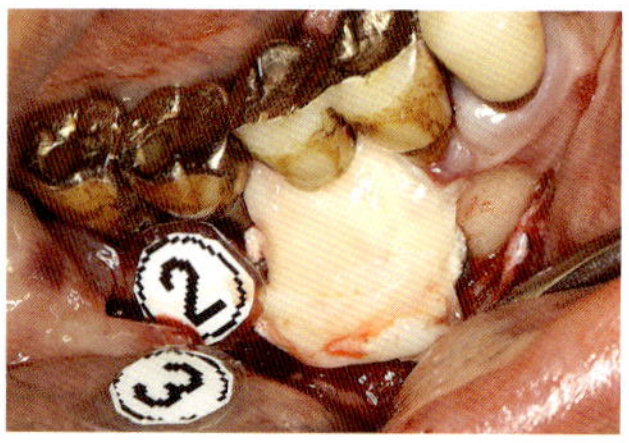

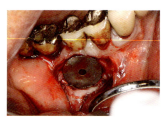
図9　6ヵ月後のマイクロプレートの外観。

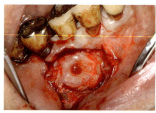
図10　マイクロプレートを外した外観。

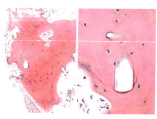
図11　骨の生検。新生骨内にオステオジェン結晶が見られ、この周囲の骨内に多数の骨細胞を認める。

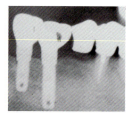
図12　治癒後のX線写真。

保存不可能な上顎前歯部への硬・軟組織造成での対応

太田広宣（東京都開業）

症例の概要

初診：2009年12月

患者年齢および性別：39歳、男性

主訴：昨年の4月から上の前歯が揺れてきた。

初診時歯式：

|8 7 6 5 4 3 2 1|1　3 4 5 6 7 8|
|8 7 6 5 4 3 2 1|1 2 3 4 5　7 8|

術後歯式：

|8 7 6 5 4 3 2 1|1▲3 4 5 6 7 8|
|8 7 6 5 4 3 2 1|1 2 3 4 5　7 8|

処置内容とその根拠

歯周基本治療後、早期に1|歯の抜歯およびソケットプリザベーションを施術した。約6ヵ月後にGBRを施術し約5ヵ月間待時後、直径4.5mmのフィクスチャーを埋入した。埋入直後インプラント周囲の唇舌的幅の増大を期待し、同時に2度目のGBRを施術した。その後、二次手術時に歯槽堤唇側部角化粘膜獲得のため、左側口蓋部よりCTGと上唇小帯切離術を行った。特に審美領域においては術後の歯肉退縮の問題に対しては有効な手段である。

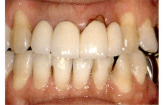

図1 初診時2+2まで連結された不良補綴物が装着されており|2はポンティックである。

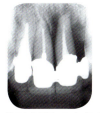

図2 1|は全周にわたり9mm以上の歯周ポケットが存在した。MO(Ⅰ)であった。

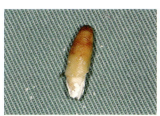

図3 抜歯直後の|2。血液供給は、皆無に等しい。

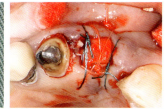

図4 アイスクリームコーンテクニックによりソケットプリザベーションを行った。

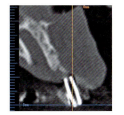

図5 ソケットプリザベーション後のCT像。

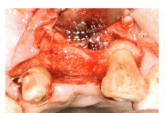

図6 GBR時、唇側部粘膜骨膜弁を剥離。CT像どおり欠損が著しい。

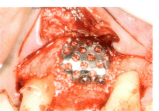

図7 0.1mm厚のマイクロチタンメッシュとBio-Ossにて垂直・水平的増大を図る。

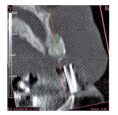

図8 GBR後のCT像。直径4.5mm、長さ9mmのフィクスチャー埋入を計画。

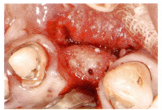

図9 インプラント埋入時の歯槽骨の状態。両隣在歯とほぼ同等の厚みが得られた。

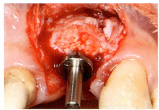

図10 インジケーターにて埋入位置・方向を確認し、アストラテックインプラントを埋入。

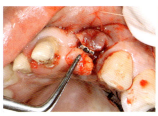

図11 二次手術時、歯肉性状をthick biotypeにしたいため、結合組織移植術を行った。

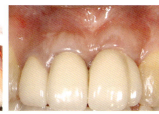

図12 最終補綴物装着2年後の状態。近遠心幅の関係から遠心隙の形態に製作した。

7 ステージドアプローチによるインプラント埋入後10年経過症例

大田善秋（群馬県開業）

症例の概要

初診：2003年2月
患者年齢および性別：56歳、女性
主訴：右下の奥歯が痛い。

　主訴の6は何度も治療しても疼痛があり抜歯を希望して他院から来院した。6は難抜歯が予測される。抜歯後はインプラントを希望した。
　下顎前歯以外は、補綴処置が施されており、補綴物の破折、歯頸部の露出、二次う蝕も存在した。う蝕タイプであり、歯周病タイプではなかった。

処置内容とその根拠

　6はX線から骨縁下う蝕のため保存不可能と判断し抜歯を試みたが、骨性癒着と根肥大のためやむなく骨を削除して抜歯を行った。6の垂直性骨欠損部位は、自家骨移植を選択した。8部からブロック骨を採取して6部に移植したのち、GBRを施行。骨移植から5ヵ月後にφ3.5×11mmのアンキロスインプラントを2本埋入した。インプラント埋入後10年3ヵ月が経過しているが、CT画像などでは骨の吸収なども認められず良好に経過しており、自家骨移植の有用性も確認できた。

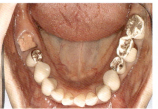
図1　初診時下顎咬合面観。6は縁下う蝕、再三の疼痛のため保存不可能と判断した。歯周病的問題はない。

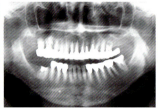
図2　同パノラマX線写真。6は根肥大、骨性癒着がうかがえ、難抜歯が予測された。

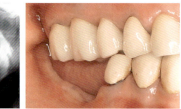
図3　抜歯後3.5ヵ月の口腔内。垂直・水平的に歯肉の陥凹および狭窄がみられた。

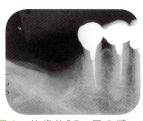
図4　抜歯後3.5ヵ月のデンタルX線写真。骨の垂直・水平的に陥凹が見受けられた。

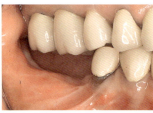
図5　8部より骨移植、チタン強化膜でGBR後5ヵ月の口腔内。垂直・水平的に骨の造成が確認でき膜の露出もない。

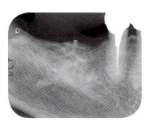
図6　同X線写真。ある程度の吸収を予測してボリュームを持たせて骨移植をした。

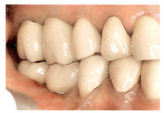
図7、8　骨移植後6ヵ月で膜除去、骨に置換していることを確認し通法どおりにインプラント埋入した。写真は2004年4月、骨移植後8ヵ月、補綴物装着時の口腔内およびデンタルX線写真。

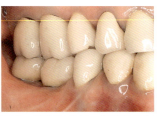
図9　2009年8月、装着後5年の状態。骨は安定している。歯肉の腫脹・排膿はない。

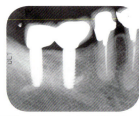
図10　同デンタルX線写真。

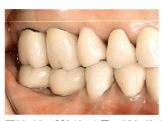
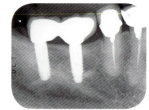
図11、12　2014年4月、10年後の状態。CT、デンタルX線写真からも骨欠損は認められず安定している。

CO_2レーザーの歯科インプラント治療への応用

大野素史(静岡県開業)

症例の概要

患者は2010年4月初診の72歳、女性。「前歯をインプラントで治療してほしい」との主訴で来院。1|1は補綴物縁下のう蝕が深く、保存不可能と診断した。唇側骨の保存の目的で抜歯即時インプラントを施行。抜歯部位の軟組織の閉鎖にCO_2レーザーを応用した。6ヵ月後、プロビジョナルを装着。そのチェック後、最終補綴物を装着しメインテナンスに移行した。

処置内容とその根拠

CO_2レーザーにおいて歯科インプラントへの応用する用途・目的としては、切開、組織の蒸散、疼痛緩和、止血、血餅の保持、治癒促進などが挙げられる。今回は、血餅の保持、治癒促進を応用した。抜歯後即時インプラント治療において唇側のギャップが4mmあり、骨補填材料を填入。抜歯窩の閉鎖にCO_2レーザーを応用した。6ヵ月後、歯科用CTによりギャップに骨が観察できた。歯肉の退縮を防ぎ、審美的な治療を行うことができた。

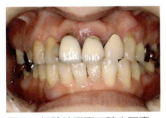
図1 初診時正面口腔内写真。1|1補綴物不適合、辺縁歯肉の腫脹が認められる。

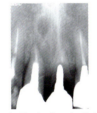
図2 初診時デンタルX線写真。1|縁下う蝕、|1歯根破折が認められる。

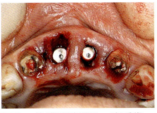
図3 抜歯即時埋入一次手術。唇側に4mmのギャップが存在する。

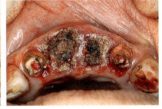
図4 骨補填材料填入。コラーゲンメンブレンで被覆。CO_2レーザーにて固定。

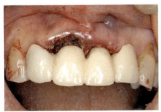
図5 術直後。CO_2レーザーにより血餅の保持がなされている。

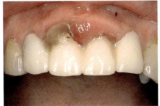
図6 術後1日後。コラーゲンメンブレンが固定されている。

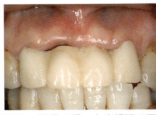
図7 術後4週。上皮組織の再生が認められる。

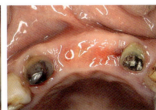
図8 6ヵ月後治癒状態。インプラントフィクスチャーも上皮で被覆され、唇側にバルコニー様の歯槽堤が保持されている。

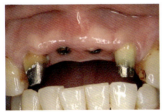
図9 二次手術時、ヒーリングアバットメント装着。CO_2レーザーパンチングにより、最小限の歯肉の侵襲で二次手術を行った。

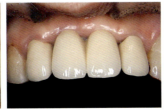
図10 最終補綴物装着。歯間乳頭様の組織が再生できた。

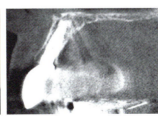
図11 1|術後1年CT画像。唇側の骨が保存されている。

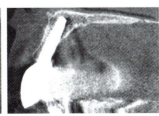
図12 |1術後1年CT画像。経過良好である。

1章 **Bone augmentation**
2章 Sinus augmentation
3章 Peri-implantitis
4章 Computer aided surgery
5章 Implant restoration
6章 Orthodontic implant
7章 Implant follow-up
8章 Immediate placement

9 骨移植と遊離歯肉移植を行ったインプラント治療症例

木村茂夫（長野県開業）

症例の概要

インプラント治療の長期の安定した予後のためにはインプラント体周囲に十分な量の骨と十分な角化歯肉が確保されなければならない。患者は43歳、女性。5̄ 6 7義歯不適と咀嚼障害を主訴に2007年1月来院。下顎遊離端欠損に対してインプラント治療を計画した。しかし、欠損部は骨幅が狭小で骨移植が、また付着歯肉の幅が少なく角化歯肉の獲得が必要と思われた。また頰粘膜に扁平苔癬様病変を認める。

処置内容とその根拠

インプラント埋入手術時に5̄骨欠損部に骨移植を行った。その後、上部構造装着3年後に扁平苔癬様病変の悪化を機会に遊離歯肉移植を行った。その結果、十分な角化歯肉を獲得し、清掃性・自浄作用が向上し、長年悩まされてきた扁平苔癬様病変も軽快した。術後6年、咬合も歯肉の状態も安定し、良好に経過している。

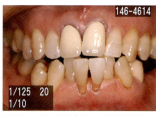 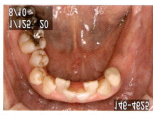 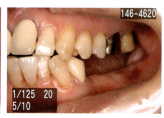 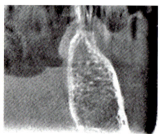

図1〜3　初診時口腔内写真。歯肉のバイオタイプは thin scallop type、咬合不安定、左側欠損部付着歯肉の幅が少ない。頰粘膜に扁平苔癬様病変を認める。　図4　初診時CT写真。5̄部の骨幅は狭小で骨移植が必要。

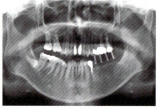 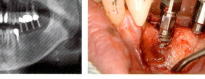 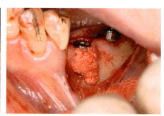 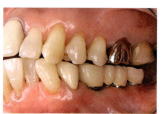

図5　初診時パノラマX線写真。　図6、7　2007年2月。インプラント埋入手術。5̄部骨裂開部に対して8̄部より骨採取して自家骨移植。プラトンインプラント type IV、type I を使用。　図8　2007年10月。上部構造体装着（ハイブリッド）。遊離歯肉移植を勧めるも同意を得られず。

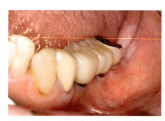 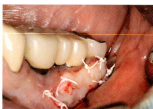 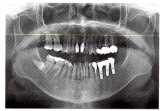

図9、10　2011年10月。付着歯肉の幅が少なく、清掃性が悪く扁平苔癬様病変が悪化。そのため口蓋からの遊離歯肉移植による口腔前庭拡張術を行う。　図11　2013年11月。十分な幅の（約10mm）角化歯肉が獲得され、扁平苔癬様病変も軽快した。　図12　2013年9月。術後6年のパノラマX線写真。咬合支持も確保されて咬合も安定し、経過良好。

歯根破折が生じた下顎第一大臼歯を抜歯後にインプラントを行った症例

今野賢克(宮城県開業)

症例の概要

6 近心根歯根破折によりヘミセクション後ブリッジ製作予定だったが、インプラントに処置が変更になった症例。近心根抜歯後に埋入したため、近心根部位は抜歯後早期埋入、遠心根部位は抜歯後即時埋入になった。破折した近心根周囲は骨吸収が著しく、インプラントと骨の間隙には骨補填材料を填入した。歯根破折の原因は過大な咬合力によることが予想され、インプラントに与える影響を考慮していく必要がある。

処置内容とその根拠

ヘミセクション後、インプラントに治療方針を変更した。遠心根抜歯と同時にインプラント(スプラインツイスト MP-1、φ5×13mm)を根分岐部付近に埋入し、骨とインプラントの間隙に骨補填材料(セラソルブ)を填入、吸収性メンブレン(コラコート)で覆い縫合した。3ヵ月後に二次手術を行い、4ヵ月後に最終補綴物を装着した。クレンチングへの対応としてスプリントを夜間使用してもらい、日中気付いた時には止めるよう指示している。

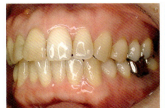
図1 初診時左側口腔内写真。頬側近心根の歯頸部歯肉が退縮している。

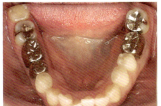
図2 下顎骨隆起を認める。

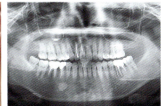
図3 6 近心根の破折を認め、周囲の骨吸収も著しい。

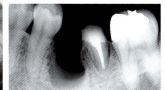
図4 ヘミセクション後のデンタルX線写真。近心根部位は著しい骨吸収を認める。

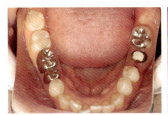
図5 ヘミセクション後の下顎咬合面。歯肉は治癒し、頬舌側幅径は維持されている。

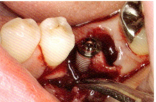
図6 フィクスチャーを根分岐部に埋入した。この後、骨との間隙には骨補填材料を填入した。

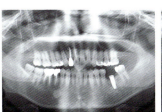
図7 埋入直後のパノラマX線写真。近心根部位に骨補填材料が多くあるのがわかる。

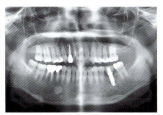
図8 埋入後4ヵ月、最終上部構造を装着。

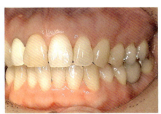
図9 上部構造装着時の左側頬側面。

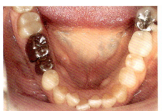
図10 上部構造装着時の下顎咬合面。

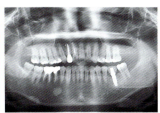
図11 埋入後10ヵ月のパノラマX線写真。

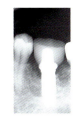
図12 埋入後10ヵ月のデンタルX線写真。骨補填材料が骨に置換されつつある。

- 1章 **Bone augmentation**
- 2章 Sinus augmentation
- 3章 Peri-implantitis
- 4章 Computer aided surgery
- 5章 Implant restoration
- 6章 Orthodontic implant
- 7章 Implant follow-up
- 8章 Immediate placement

11 上顎小臼歯部へのインプラント埋入と同時の骨移植症例

笹谷和伸(栃木県開業)

症例の概要

初診:2011年3月

患者年齢および性別:34歳、女性

主訴:歯が割れているので抜歯してインプラントを入れたい。

初診歯式:
```
 87  54321 | 12345678
 87654321  | 12345678
```

術後歯式:
```
 87  54321 | 123▲5678
 87654321  | 12345678
```

処置内容とその根拠

|4に二次う蝕と歯根破折が認められるため、抜歯の必要性を説明し、欠損部両隣在歯がほぼバージンティースであるので、インプラントを埋入することにした。患者は、以前装着されていたポーセレンメタルボンドのチッピングと修理、脱離の繰り返しに不満があり、チッピングの少ないオールジルコニアにて補綴することにした。

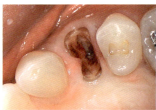
図1 初診時の|4。脱離とともに二次う蝕、歯根破折が認められた。

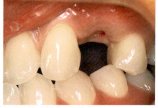
図2 抜歯後約2週。インプラント埋入時。

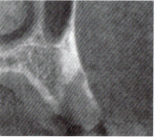
図3 インプラント埋入時のCT写真。骨補填の必要性が予想される。

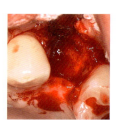
図4 頬側骨壁が残存しているのが認められる。

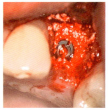
図5 口蓋骨壁に沿ってインプラント埋入し頬側に骨補填材料の填入を行った。

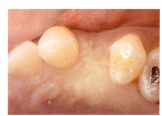
図6 頬側歯肉凹部に軟組織の増大の必要性が予想される。

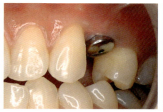
図7 二次手術と軟組織増大後ヒーリングキャップを装着し、歯肉の成熟を待つ。

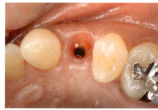
図8 頬側歯肉凹部の改善が認められた。

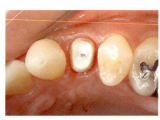
図9 ジルコニアカスタムアバットメントの装着。

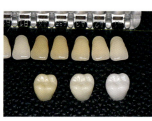
図10 オールジルコニアインゴットのシェード選択。

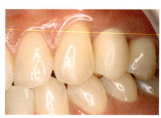
図11 オールジルコニアの装着。周囲軟組織の安定が認められる。

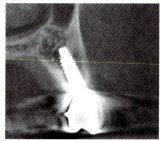
図12 周囲硬組織の安定が認められる。

咬合再構成にインプラントを併用した症例

竹之内大助（東京都開業）

症例の概要

長期にわたるう蝕の放置により、隣接歯の傾斜や対合歯の挺出、顎位の変位などを起こし、咬合崩壊をまねいてしまうことがある。そのような症例に対しては、歯列不正や顎位の改善だけでなく、補綴治療も必要になることが多く、包括的な治療が不可欠である。今回、矯正治療および補綴治療により歯列形態を改善し、進行したう蝕により抜歯となった部位にはインプラントを用いることで、咬合の再構成を図った症例を報告する。

処置内容とその根拠

インプラント治療の前に、ブラッシング指導、スケーリング・ルートプレーニング、予後不良歯の抜歯、う蝕治療、プロビジョナルレストレーションの装着、根管治療、根尖切除術、歯冠長延長術、自家骨移植、小矯正を行い、再評価した。その後、6|6、6|6欠損部に対してインプラントを埋入した。インプラント埋入後6ヵ月に二次手術を行い、プロビジョナルレストレーションを装着した。歯冠・歯肉形態の調整およびホワイトニングを行った後、クラウンを装着した。

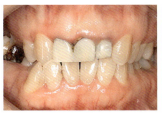
図1　初診時正面観。右側臼歯部は著しい挺出を認める。

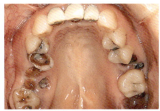
図2　同上顎咬合面観。多数のう蝕により咬合崩壊が著しい。

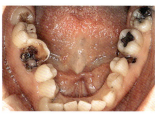
図3　同下顎咬合面観。上顎と同様に歯の病的移動を認める。

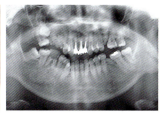
図4　同パノラマX線写真。歯の挺出や傾斜が著しい。

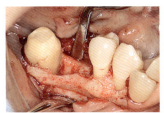
図5　5|4の挺出を改善するため、歯冠長延長術を行い、歯冠を削合。7|は自家骨移植とした。

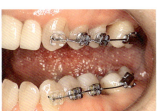
図6　|7、7|をアップライト。歯軸の改善と|6、6|相当部のインプラントスペースを確保した。

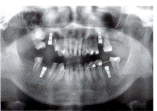
図7　インプラント埋入後のパノラマX線写真。|6相当部のインプラント埋入にはソケットリフトを併用した。

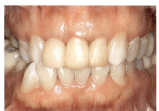
図8　最終補綴処置前のプロビジョナルレストレーション装着時。

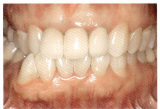
図9　最終補綴物装着後正面観。咬合平面の改善を認める。

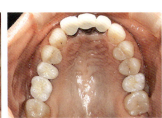
図10　同上顎咬合面観。歯列の連続性が得られた。

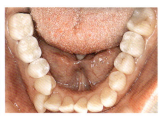
図11　同下顎咬合面観。臼歯部の咬合支持が得られた。

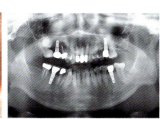
図12　同パノラマX線写真。咬合が安定し良好に機能している。

13 インプラント埋入と同時にGBRを行った咬合再構成症例

玉木克弥（秋田県開業）

症例の概要

患者は52歳、女性。1が腫れて痛いとの主訴で2005年6月に来院した。
現病歴：他院にて5年前より456、67を抜歯し、欠損部位に関しては部分床義歯で補綴されていたが、異物感と十分な咀嚼ができないため使用していなかった。
1ヵ月前より3歯唇側歯肉腫脹および疼痛を繰り返すようになり当院を来院。
診断名：3歯根破折にともなう歯周膿瘍、456、67欠損、4相当部は腐骨。

処置内容とその根拠

3は保存不可能と診断し抜歯、同時に4相当部の腐骨除去術を行った。歯周初期治療終了後サージカルガイドを用い、局所麻酔下にて356、67相当部にインプラントを埋入した。インプラント埋入時、3部の唇側の歯槽骨が裂開したため、その部分にはβ-TCPとHAの混和物を填入し、吸収性メンブレンにて被覆して縫合閉鎖した。3ヵ月の免荷期間の後、二次手術を行い、プロビジョナルレストレーションを装着。咬合や清掃状態を確認して2ヵ月後に最終補綴物を装着した。

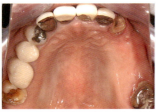
図1　初診時上顎咬合面観。3歯根破折、4相当部に腐骨が認められる。

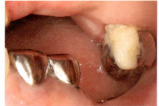
図2　同左側側方面観。7の歯牙挺出による咬合平面の不正が認められる。

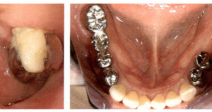
図3　同下顎咬合面観。

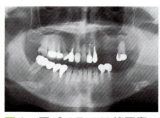
図4　同パノラマX線写真。4相当部には腐骨、その周囲に高度の骨吸収像が認められた。

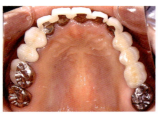
図5　最終補綴物装着後8年の上顎咬合面観。特に炎症症状は認められない。

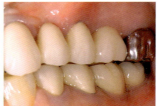
図6　同左側側方面観。

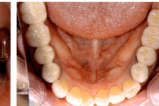
図7　同下顎咬合面観。

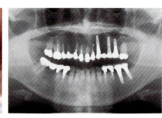
図8　同パノラマX線写真。インプラント体周囲歯槽骨に骨吸収像は認められない。

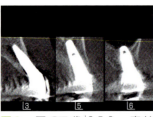
図9　同CT像356。審美的、機能的には問題なく経過。

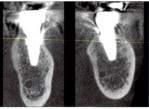
図10　同CT像67。多少の骨吸収が認められるも機能的には問題なく経過。

図11	食品	治療前	治療後（9ヵ月）
1	とうふ	○	○
	卵子焼き	○	○
	煮たジャガイモ	○	○
	煮たニンジン	○	○
2	もやし	○	○
	カマボコ	○	○
	ポテトチップ	○	○
	ゴボウ	×	○
3	あられ	×	○
	焼肉	○	○
	ピーナッツ	×	○
	タクアン	×	○
4	硬いビスケット	×	○
	するめ	×	○
	古タクアン	×	○
	とり貝	×	○
5	するめ	×	×
	貝柱の干物	×	○
	ガム	×	○
	りんご丸かじり	×	×

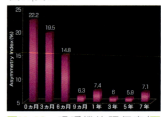

図11、12　咀嚼機能評価表（図11）と左右側の咬合力バランスを示すAsymmetry Index値の経時的変化（図12）。

1章 **Bone augmentation**
2章 Sinus augmentation
3章 Peri-implantitis
4章 Computer aided surgery
5章 Implant restoration
6章 Orthodontic implant
7章 Implant follow-up
8章 Immediate placement

骨造成および再生療法を併用したインプラント症例　14

中原幹雄（滋賀県勤務）

症例の概要

初診：2005年7月

患者年齢および性別：57歳、女性

主訴：奥歯でものを噛みたい。

初診時歯式：　7　　543　　　　34567
　　　　　　　　65　321｜123

術後歯式：　　　▲▲43　　　　34567
　　　　　　　▲65▲321｜123▲▲▲

処置内容とその根拠

　左側下顎小臼歯部に関しては歯冠長延長術、右側下顎臼歯部にはエムドゲイン、β-TCPの併用による再生療法を行うことによって天然歯の保存を図った。右側上顎臼歯部のインプラント埋入に関してはクレスタルアプローチによるサイナスフロアエレベーション、右側下顎臼歯部狭窄部にはスプリットクレストテクニックを用いて埋入処置を行った。左側下顎臼歯部は狭窄した骨頂を落とすことにより通常の埋入が可能であった。

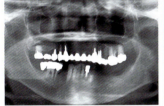
図1　初診時パノラマX線写真。下顎右側臼歯部の垂直性骨吸収が認められる。

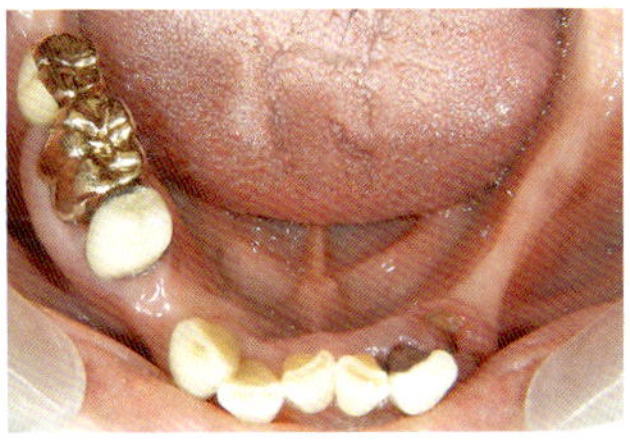

図2　同下顎咬合面観。顎堤の狭窄が認められる。

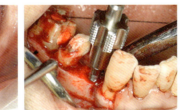
図3　スプリットコントロールにより骨幅の改善を行った。

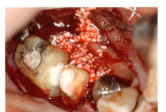
図4　垂直性骨欠損部においてはエムドゲイン、β-TCPより骨の再生を図った。

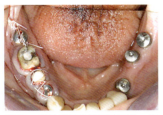
図5　埋入後下顎咬合面観。歯肉弁を可及的に歯冠側に位置づけて縫合した。

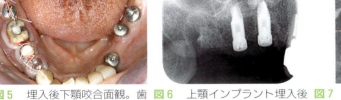
図6　上顎インプラント埋入後のデンタルX線写真。不透過性の補填材料を使用することにより上顎洞底の挙上を確認。

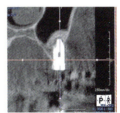
図7　5｜埋入後CT。上顎洞底の挙上を確認できる。

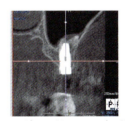
図8　6｜埋入後CT。5｜同様、こちらも上顎洞底の挙上を確認。

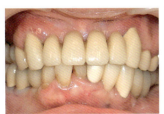
図9　最終補綴物装着後正面観。上顎左側臼歯部の挺出に関しては機能的に問題が出ないよう形態修正を行い対処した。

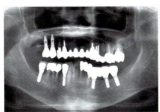
図10　同パノラマX線写真。骨レベルの改善、インプラント周囲骨の安定した状態が確認できる。

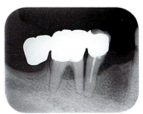
図11　再生療法前デンタルX線写真。垂直性の骨吸収を示す透過像が確認できる。

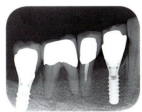
図12　再生療法後デンタルX線写真。骨の平坦化、不透過像の亢進、分岐部に歯根膜腔が確認できる。

- 1章 Bone augmentation
- 2章 Sinus augmentation
- 3章 Peri-implantitis
- 4章 Computer aided surgery
- 5章 Implant restoration
- 6章 Orthodontic implant
- 7章 Implant follow-up
- 8章 Immediate placement

15 戦略的抜歯後の自家骨および合成HAを用いた垂直的骨造成症例

成瀬啓一（山形県開業）

症例の概要

　広範囲に吸収した顎骨の垂直的骨造成を行うことは難しい。特に骨吸収部位に隣接する遠心歯槽骨が吸収している場合は困難をきわめる。この症例では、犬歯の戦略的抜歯を行うことによって、インプラント埋入のための十分な垂直的骨造成を行うことができた。本症例は、米国歯周病学会の学会誌 Clinical Advances in Periodontics 2014；4(2)：80-87. に掲載されたことを報告する。

処置内容とその根拠

　広範で進行した骨吸収が$\overline{3～7}$に認められた。$\overline{3}$遠心歯槽骨に重度の吸収が認められたため、抜歯しないで垂直的骨造成を行うことはできないと診断した。犬歯抜歯部位の治癒後、非吸収性HA、吸収性HAおよびDFDBAをそれぞれ1：2：2の比率で配合して移植、チタンメッシュで被覆した。垂直的に11.8mmの骨造成を獲得することができた。骨造成量はインプラントを適切な位置に埋入するのに十分な量であった。

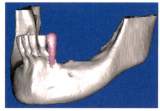 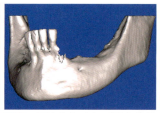 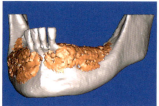 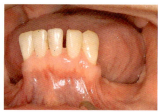

図1　$\overline{3}$近心歯槽骨頂は骨の吸収は認められないが、遠心歯槽骨頂は垂直的に根尖近くまで吸収している。

図2　$\overline{3}$を抜歯すれば近心歯槽骨頂の位置までの垂直的骨造成が可能である。

図3　$\overline{3～7}$の垂直的骨造成後のCT画像。$\overline{2}$遠心歯槽骨頂の高い位置まで垂直的に骨造成を行った。

図4　術前側方面観。臼歯部に垂直的骨欠損を認める。

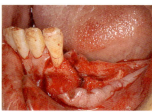 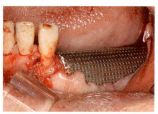 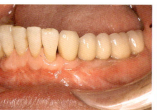 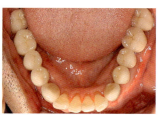

図5　$\overline{3}$抜歯。$\overline{2}$遠心歯槽骨頂は歯周病に罹患していないため、高い位置に存在している。

図6　骨補填材料を$\overline{2}$遠心歯槽骨頂の高さまで盛り上げチタンメッシュで被覆。その後、上方へ40mm牽引し縫合した。

図7　上部構造装着後の口腔内写真。審美的な上部構造が装着された。

図8　左右垂直的骨造成後に審美的な上部構造が装着された。

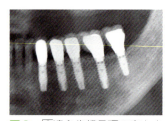 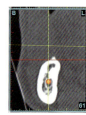 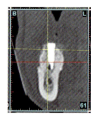 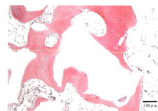

図9　$\overline{2}$遠心歯槽骨頂の高さまで垂直的に骨造成が行われた。骨の吸収は認められない。

図10　$\overline{4}$の術前のCT画像。高度に骨吸収している。

図11　$\overline{4}$埋入後のCT画像。垂直的骨造成量は9.90mmで術前の既存骨と下顎管との距離は12.78mm。

図12　組織標本の評価。埋入した骨補填材料の周囲に新生骨の形成が認められる。

1章 Bone augmentation
2章 Sinus augmentation
3章 Peri-implantitis
4章 Computer aided surgery
5章 Implant restoration
6章 Orthodontic implant
7章 Implant follow-up
8章 Immediate placement

上顎前歯部歯槽骨吸収部にGBR後インプラント治療を行った症例 16

萬葉陽巳（埼玉県開業）

症例の概要

患者は69歳、女性。2002年に左右側下顎臼歯部にインプラント治療後、定期的に経過観察していた。再初診時に1|1 2欠損部のインプラント治療を希望された。インプラントを埋入時、人工骨オスフェリオンとカルシタイト（zimmer）を填入し、GCメンブレンとコラテープを置いて縫合した。二次手術時に|2唇側の骨が一部裂開状に不足していたので、吸収性人工骨（ArrowBone）と非吸収性メンブレン（Cytoplast）を使用してGBRを追加し、治癒後に上部構造を装着した。

処置内容とその根拠

CT写真にて埋入予定部の歯槽幅径の不足を確認したためGBRが必要であった。GBRとインプラント埋入を2回法で行った場合、治癒を待つ期間が長くなる。狭窄骨にインプラントを埋入する方法として、ボーンスプレッダー（オーギュメーター）でインプラントホールを少しずつ拡大すると同時にGBRすることで治癒期間を短くしたいと考えた。メンブレンの選択については、GBR結果は良好であったとするLundgrenら（1997）やFriedmanら（2002）の論文を参考にした。

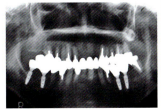
図1 再初診時、治療前のパノラマX線写真。

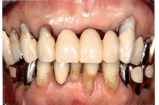
図2 治療前の前歯ブリッジポンティック部は歯槽骨の退縮により空隙を生じていた。

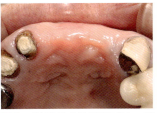
図3 治療前の前歯部ブリッジ撤去後口腔内咬合面観。歯槽幅径はあるように見えた。

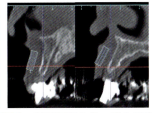
図4 CT写真より、埋入予定の1|2とも直径3.5mmのインプラントは入らないと診断。

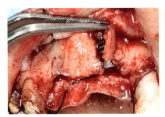
図5 |2は唇側より骨を押さえながらインプラントを埋入したが裂開した。

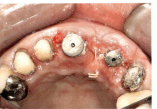
図6 二次手術時。|2唇側の骨が一部裂開状に不足していたので、追加GBRを行った。

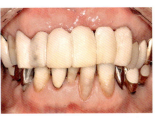
図7 仮歯の状態で上顎前歯正中と顔面正中線は不一致の状態。

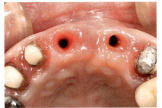
図8 ヒーリングキャップ撤去時の状態。

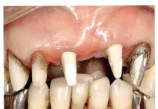
図9 メタル色の透過を防ぐようアバットメント、メタルコアはオペーク色レジンでコーティングした。

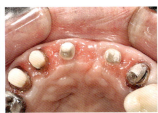
図10 アバットメント装着時咬合面観。

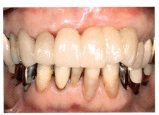
図11 最終補綴物装着（仮着セメント）時の口腔内写真正面観。

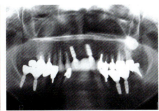
図12 治療終了後のパノラマX線写真。

17 上顎犬歯への結合組織移植をともなう抜歯後即時インプラント埋入症例

藤本俊輝(千葉県勤務)

症例の概要

患者は49歳、女性。|3 の腫脹を主訴に来院。根尖部にX線透過像、金属ポストから根尖に向かって垂直的な破折線を認めた。左側は犬歯誘導であり失活歯への負担荷重が原因と判断し、抜歯適応と診断。抜歯後はインプラント治療を希望した。CT診査により唇側骨が薄く、抜歯によりさらに骨吸収が進むことが予想されること、また早期に補綴までの治療を希望されたことから、十分な話し合いのうえで抜歯後即時インプラント埋入を検討した。

処置内容とその根拠

局所麻酔下にて愛護的に抜歯を行い、フラップレスで抜歯窩内面の不良肉芽や壊死組織を徹底的に掻爬した。埋入窩を形成後、インプラントを埋入し、周囲にはβ-TCPを填塞した。4ヵ月後の二次手術時に、歯肉の厚みを確保することを目的に結合組織移植術を行い、さらに3ヵ月後に陶材焼付鋳造冠を装着した。患者は機能的・審美的に十分満足している。今後も定期的なメインテナンスを行い、経過観察していく予定である。

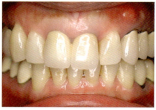
図1 初診時口腔内正面観。左側上顎犬歯根尖相当部にフィステルを認める。

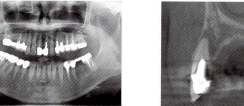
図2 同パノラマX線写真。多くの補綴物が装着されている。

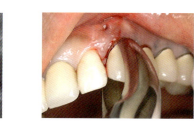
図3 術前|3 CT画像。垂直的な破折線と根尖部にX線透過像を認める。

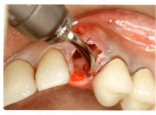
図4 唇側に可及的に力が加わらないよう鉗子を用いて慎重にジグリングを行い抜歯。

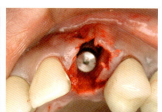
図5 鋭匙、ダイヤモンドポイント、Er-YAGレーザーを用いて感染組織を徹底的に除去。

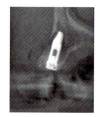
図6 口蓋骨に沿ってドリリング行い、インプラント埋入。周囲ギャップには骨補填材料。

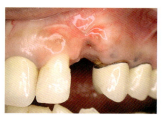
図7 術後CT画像。唇側にスペースを確保するため口蓋側寄りに埋入。

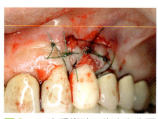
図8 一次手術後2ヵ月。歯肉のボリュームが不足している。

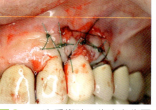
図9 二次手術時に歯肉弁冠側移動術を行い、口蓋から移植片を固定(結合組織移植術)。

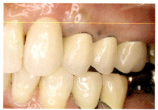
図10 陶材焼付鋳造冠装着。後方臼歯部の補綴で左側方グループファンクションを設定。

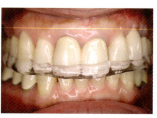
図11 歯根破折の原因としてブラキシズムも考慮し、夜間はスプリントを装着。

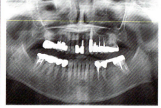
図12 最終補綴物装着後6ヵ月時パノラマX線写真。

バリアメンブレンを用いずに骨造成を行った症例

堀本真二（愛媛県開業）

症例の概要

患者は48歳、女性。2013年4月に、2|の動揺と咬合痛を主訴に来院。歯根破折にて保存不能と判断し抜歯。

処置内容とその根拠

抜歯後6週にインプラント埋入手術を実施。頬側歯槽突起の裂開部に対しては、フィブリノーゲンおよびトロンビンで構成された組織接着剤である「ベリプラスト®Pコンビセット組織接着用」を人工骨に混和して骨造成を行った。ゼリー状に塊状化した人工骨は、操作が容易で欠損部への定着も良好であり、バリアメンブレンを使用することなく術式を終えた。バリアメンブレンを使用しないことにより、次のメリットが考えられる。

①バリアメンブレン設置に要する時間が不要で、手術時間を短縮できる。
②組織接着剤の効果により、術後の止血が得られやすく、縫合面の緊密性の向上が期待できる。
③感染リスクや経済的負担の軽減。

これらにより、組織接着剤の使用は骨造成術を補完する手段として有用であることが示唆される。

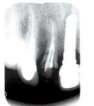
図1　2012年4月、初診時の状態。1|は他院にてインプラント埋入済み。

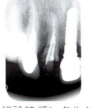
図2　初診時デンタルX線写真。2|は歯根破折により保存不可能と判断し抜歯。同時にソケットプリザベーションを実施。

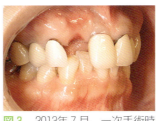
図3　2013年7月、一次手術時の状態(抜歯6週後)。

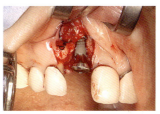
図4　アンキロスインプラントA11(φ3.5×11.0mm)を埋入。頬側には大きな骨欠損部がみられる。

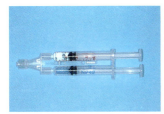
図5　組織接着剤(ベリプラスト®Pコンビセット)はフィブリノーゲンとトロンビンが主成分である。

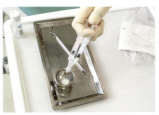
図6　人工骨(セラタイト®)に組織接着剤を混和する。

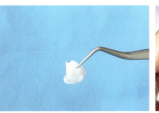
図7　組織接着剤を混和した人工骨は、ゼリー状の塊となりピンセットで容易に摘める状態になる。

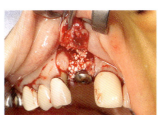
図8　骨欠損部にゼリー状の人工骨を填入。組織接着剤により、人工骨は欠損部に保持され、顆粒の散逸も少ない。

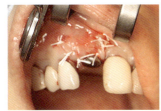
図9　バリアメンブレンを使用することなく術式を終了。

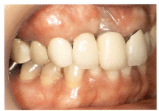
図10　2014年3月、上部構造装着(メタルボンド冠)。

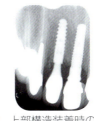
図11　上部構造装着時のデンタルX線写真。

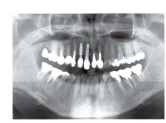
図12　上部構造装着時のパノラマX線写真。

- 1章 **Bone augmentation**
- 2章 Sinus augmentation
- 3章 Peri-implantitis
- 4章 Computer aided surgery
- 5章 Implant restoration
- 6章 Orthodontic implant
- 7章 Implant follow-up
- 8章 Immediate placement

19 メンブレンを使用しない骨造成 —N2グラフトの検証—

水口稔之(東京都開業)

症例の概要

　一般的には、骨造成にはメンブレンが必要といわれている。さらに自家骨が望ましいともいわれている。

　しかし、メンブレンがなくても良好な骨造成が可能であることは、ある程度のエビデンスが認められている。筆者はメンブレンを使用せず、かつ人工骨のみでグラフトを行う、N2グラフト(No membrane No bio graft material)を174症例に行い、良好な結果を得ている。その検証を行う。

処置内容とその根拠

　3年半経過のCT画像およびX線画像の比較では、グラフト部のボリュームの減少はほとんど認められなかった。さらに、インプラントが既存骨にまったく埋入されておらず、グラフト部のみでインプラントを支持している症例は、グラフトされた骨様組織の強度がある程度高いことを示す結果となった。

　しかし、N2グラフトは新しい方法であるため、今後のエビデンスの蓄積が必要となる。

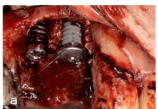
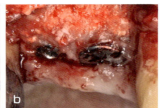
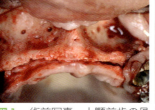
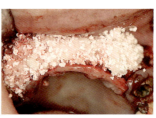

参考症例1-a、b 術前術後写真。メンブレンを使用しなくても良好な結果が得られた。

図1 術前写真。上顎前歯の骨は非常に薄くなっており、このままではインプラント埋入が困難である。

図2 デコルチケーション後、骨補填材料(人工骨のみ)を填入。メンブレンは使用しない。

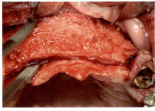
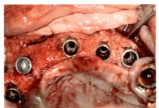
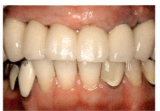
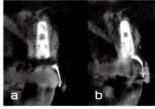

図3 3ヵ月後、十分な骨の厚みが獲得された。

図4 インプラントを埋入。

図5 上部構造を装着。

図6-a、b インプラント埋入時と上部構造装着後3年半のCT画像。骨のボリュームは、ほとんど変化がない。

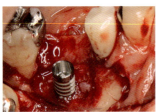
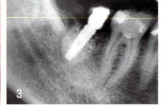
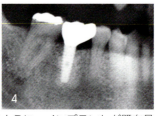

参考症例2 既存骨に半分埋入されている症例では、造成された骨の強度はわからない。

参考症例3、4 これらの症例のように、インプラントが既存骨にまったく埋入されておらず、造成された骨のみに埋入されている症例では、造成骨の強度が確認できる。

1章 **Bone augmentation**
2章 Sinus augmentation
3章 Peri-implantitis
4章 Computer aided surgery
5章 Implant restoration
6章 Orthodontic implant
7章 Implant follow-up
8章 Immediate placement

Reconsideration of 2nd Stage for Dental Implants

20

湯浅慶一郎(東京都開業)

症例の概要

初診：2010年12月
患者年齢および性別：62歳、女性
主訴：左下臼歯部ブリッジの支台が歯根破折し、固定性の補綴物を希望。紹介により来院。
現病歴：全顎的な治療は紹介元歯科医院にてすでに終わっており、現在メインテナンス中。
口腔内所見：4̄・5̄・6̄(遠心根)支台のブリッジが装着されていたが、6̄遠心根が歯根破折し、7̄は欠損の状態。

処置内容とその根拠

2回法インプラントの二次手術を行う際、角化歯肉の量(幅・厚み)およびMGJの位置(高位or低位)が非常に重要になってくる。また、上顎と下顎では解剖学的条件が異なるため、切開線の位置を変えることもポイントである。そのことを前提に、歯槽頂からMGJまでの距離によりApically positioned flap、Free gingival graft、そのコンビネーション型も含めて、筆者はインプラント二次手術の術式を6つの方法に分類した。

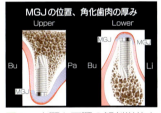
図1 上顎と下顎の解剖学的な違い：MGJの位置・数により残存する角化歯肉の量が異なる。図中赤色部：可動粘膜。青色部：角化歯肉。

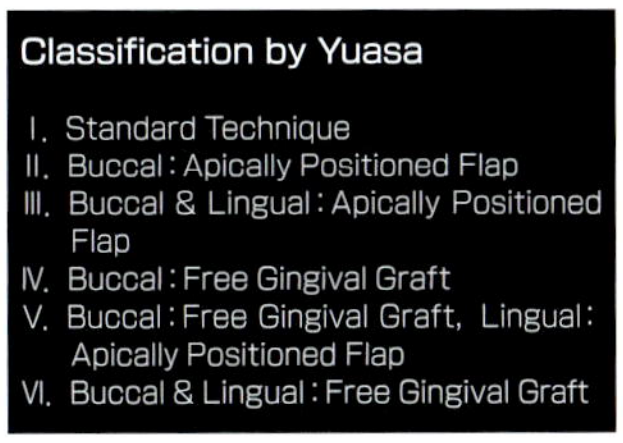

図2 筆者による二次手術の分類：角化歯肉の量、MGJの位置により6つのパターンに分類。

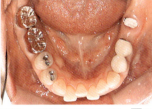
図3 初診時口腔内写真。6̄の遠心根は歯根破折していた。

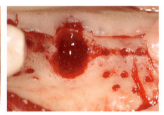
図4 抜歯と同時にソケットプリザベーションとGBRを行った。

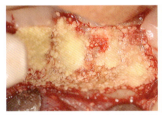
図5 GBRにて、自家骨と骨補填材料を填入した。

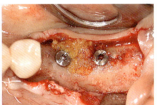
図6 一次手術時、6̄7̄相当部位に2本のフィクスチャーを埋入することができた。

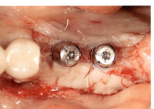
図7 二次手術時、頬側にFGGを、舌側にAPFを行った。[Class V]

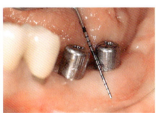
図8 二次手術1ヵ月後の状態。十分な幅の角化歯肉が獲得されているのがわかる。

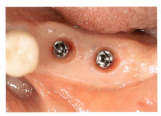
図9 最終補綴物装着時。頬舌側ともに十分な幅と厚みの角化歯肉が認められる。

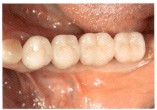
図10 最終補綴物装着時の咬合面観。

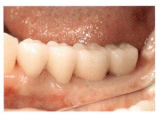
図11 最終補綴物装着時の頬側面観。

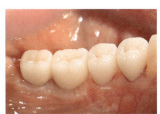
図12 最終補綴物装着時の舌側面観。

1章 Bone augmentation
2章 Sinus augmentation
3章 Peri-implantitis
4章 Computer aided surgery
5章 Implant restoration
6章 Orthodontic implant
7章 Implant follow-up
8章 Immediate placement

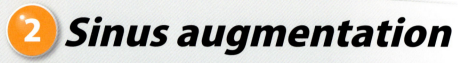

Sinus augmentation

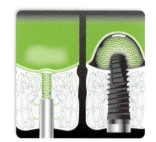

上顎洞骨増大術：
上顎洞の拡大あるいは歯槽骨の吸収により、上顎洞までの垂直的骨量が不足した上顎臼歯部におけるインプラント埋入のための骨増大の術式。側方および歯槽頂アプローチの2法が頻用される。

今読むべきインパクトの高いベスト10論文

1 Pjetursson BE, Tan WC, Zwahlen M, Lang NP. A systematic review of the success of sinus floor elevation and survival of implants inserted in combination with sinus floor elevation. J Clin Periodontol 2008 ;35(8 Suppl):216-240.
上顎洞底挙上術の成功と上顎洞底挙上術とのコンビネーションで同時埋入されたインプラントの成功に関するシステマティックレビューPart I：ラテラルアプローチ

2 Hallman M, Sennerby L, Lundgren S. A clinical and histologic evaluation of implant integration in the posterior maxilla after sinus floor augmentation with autogenous bone, bovine hydroxyapatite, or a 20:80 mixture. Int J Oral Maxillofac Implants 2002 ;17(5):635-643.
自家骨、ウシハイドロキシアパタイト、もしくは20：80混合物を使用した上顎洞底挙上術におけるインプラントの骨結合に関する臨床的および組織学的評価

3 Boyne PJ, Lilly LC, Marx RE, Moy PK, Nevins M, Spagnoli DB, Triplett RG. De novo bone induction by recombinant human bone morphogenetic protein-2 (rhBMP-2) in maxillary sinus floor augmentation. J Oral Maxillofac Surg 2005 ; 63(12):1693-1707.
上顎洞底挙上術におけるリコンビナントヒト骨形成タンパク質-2（rhBMP-2）による新規骨誘導

4 van den Bergh JP, ten Bruggenkate CM, Disch FJ, Tuinzing DB. Anatomical aspects of sinus floor elevations. Clin Oral Implants Res 2000 ;11(3):256-265.
上顎洞底挙上術における解剖学的要点

5 Hatano N, Shimizu Y, Ooya K. A clinical long-term radiographic evaluation of graft height changes after maxillary sinus floor augmentation with a 2:1 autogenous bone/xenograft mixture and simultaneous placement of dental implants. Clin Oral Implants Res 2004 ;15(3):339-345.
2:1の自家骨/異種骨混合物を使用した上顎洞底挙上術と同時インプラント埋入後における移植材料の高さの変化に関する臨床的長期X線学的評価

6 Nkenke E, Stelzle F. Clinical outcomes of sinus floor augmentation for implant placement using autogenous bone or bone substitutes: a systematic review. Clin Oral Implants Res 2009 ;20 Suppl 4:124-133.
自家骨もしくは骨補填材料を使用したインプラント埋入のための上顎洞底挙上術の臨床的成果：システマティックレビュー

7 Tan WC, Lang NP, Zwahlen M, Pjetursson BE. A systematic review of the success of sinus floor elevation and survival of implants inserted in combination with sinus floor elevation. Part II: transalveolar technique. J Clin Periodontol 2008 ;35(8 Suppl):241-254.
上顎洞底挙上術の成功と上顎洞底挙上術とのコンビネーションで同時埋入されたインプラントの成功に関するシステマティックレビューPart II：経歯槽頂法（歯槽頂アプローチ）

8 Raghoebar GM, Schortinghuis J, Liem RS, Ruben JL, van der Wal JE, Vissink A. Does platelet-rich plasma promote remodeling of autologous bone grafts used for augmentation of the maxillary sinus floor? Clin Oral Implants Res 2005 ; 16(3):349-356.
多血小板血漿は上顎洞底挙上術における移植自家骨のリモデリングを促進するか？

9 Zijderveld SA, Zerbo IR, van den Bergh JP, Schulten EA, ten Bruggenkate CM. Maxillary sinus floor augmentation using a beta-tricalcium phosphate (Cerasorb) alone compared to autogenous bone grafts. Int J Oral Maxillofac Implants 2005 ;20(3):432-440.
自家骨移植と比較したβリン酸三カルシウム（セラソルブ）を使用した上顎洞底挙上術

10 Schmelzeisen R, Schimming R, Sittinger M. Making bone: implant insertion into tissue-engineered bone for maxillary sinus floor augmentation-a preliminary report. J Craniomaxillofac Surg 2003 ;31(1):34-39.
骨形成：上顎洞底挙上術のための培養骨へのインプラント埋入 - 予備調査

1章	Bone augmentation
2章	**Sinus augmentation**
3章	Peri-implantitis
4章	Computer aided surgery
5章	Implant restoration
6章	Orthodontic implant
7章	Implant follow-up
8章	Immediate placement

上顎洞底挙上術の成功と上顎洞底挙上術とのコンビネーションで同時埋入されたインプラントの成功に関するシステマティックレビューPart I：ラテラルアプローチ

目的：本システマティックレビューの目的は、上顎洞底挙上術における移植材料とインプラントの残存率を評価することだった。

材料および方法：機能的荷重を行った後に、少なくとも平均1年経過観察した上顎洞底挙上術に関する研究を割り出すために、電子検索を行った。

結果：電子検索により839報の論文が渉猟できた。175報に対して全文解析の実施が可能であり、12,020本のインプラントについて報告した48報が包含基準に合致した。メタ解析により、失敗率は3.48％（95％ 信頼区間（CI）：2.48～4.88％）だった。3年経過観察期間におけるインプラント残存率は90.1％だった（95％ CI：86.4～92.8％）。しかしながら、患者基準による失敗率を分析したところ、年間の失敗率は6.04％（95％ CI：3.87～9.43％）であり、3年間の患者が経験したインプラント喪失は16.6％（95％ CI：10.9～24.6％）だった。

結論：上顎洞底挙上術と同時のインプラント埋入は、高い残存率と低い外科的合併症率に裏打ちされた予知性の高い治療法である。ラフサーフェイスのインプラントを用いた場合と骨窓をメンブレン被覆した際に、最良の結果（3年経過観察で98.3％の残存率）が得られた。

(Pjetursson BE, Tan WC, Zwahlen M, Lang NP. J Clin Periodontol 2008；35（ 8 Suppl)：216-240.)

上顎洞底挙上術の成功と上顎洞底挙上術とのコンビネーションで同時埋入されたインプラントの成功に関するシステマティックレビューPart II：経歯槽頂法（歯槽頂アプローチ）

目的：本システマティックレビューの目的は、経歯槽頂法によるインプラントの残存率を評価することだった。

材料および方法：機能的荷重後、少なくとも平均1年経過観察した経歯槽頂法による上顎洞底挙上術に関する前向きおよび後ろ向きコホート研究を割り出すために、電子検索を行った。概算と年間割合を算出するために、ポアソン回帰モデルを使用して失敗と合併症の割合を分析した。

結果：電子検索により849報の論文が渉猟できた。176報に対して全文解析の実施が可能であり、19報が包含基準に合致した。これらのメタ解析により、概算の年間失敗率は2.48％（95％ 信頼区間（95％ CI）：1.37～4.49％）であり、経歯槽頂法により造成された上顎洞に埋入したインプラントの概算の残存率は機能後3年で92.8％だった（95％ CI：87.4～96.0％）。さらに、患者レベルの分析では、概算の年間失敗率は3.71％（95％ CI：1.21～11.38％）であり、3年間のインプラント喪失を経験した患者は10.5％（95％ CI：3.6～28.9％）だった。

結論：経歯槽頂法による上顎洞底挙上した部位に埋入したインプラントの残存率は、挙上していない部位と同等だった。このテクニックは術中術後の合併症が低いことから予知性の高い方法といえる。

(Tan WC, Lang NP, Zwahlen M, Pjetursson BE. J Clin Periodontol 2008；35（ 8 Suppl)：241-254.)

21 重度歯周病患者に対するフルマウスリコンストラクション ―両側ソケットリフトを応用して―

芦澤　仁（東京都開業）

症例の概要

患者は、2009年10月初診の51歳、女性。全体的に歯がグラグラして噛みにくい、すべて治したいとの主訴で来院した。X線写真、歯周精密検査より全顎的に重度の歯周病であり、ほとんどの歯牙が保存不可能と判断。抜歯後、仮義歯を作製し、抜歯窩の治癒を図り、上顎にはサイナスリフト（Crestal approach）による固定性のブリッジ、下顎には磁性アタッチメントのオーバーデンチャーによるインプラント埋入計画を立てた。この症例のように重度の歯周病患者に対しては、まずは歯周治療の重要性を十分理解していただくことが重要である。

処置内容とその根拠

仮義歯にて咬合を安定させ、抜歯窩の治癒を図った後に患者の要望などを考慮した結果、上顎臼歯部はソケットリフトにてインプラントを埋入。下顎は、右側は天然歯2本を保存し、左側にはインプラントを2本埋入して磁性アタッチメントによるオーバーデンチャーを作製した。オッセオインテグレーション獲得後、上顎はプロビジョナルレストレーション、下顎は再度デンチャーを作製し、安定後、PFZおよび金属床義歯にて上部構造を装着した。3年5ヵ月経過したがインプラント周囲組織も安定しており、X線写真でも骨吸収像もなく安定している。

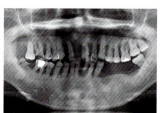
図1　初診時パノラマX線写真。

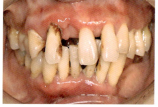
図2　初診時正面観写真。全顎的に重度の歯周疾患が見受けられる。

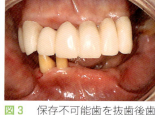
図3　保存不可能歯を抜歯後歯周初期治療終了時。上顎前歯部は1stプロビジョナルを装着。

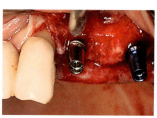
図4　4̲ 6̲にXiVEインプラントをサイナスリフト（Crestal approach）にて埋入。

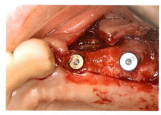
図5　骨整形および4̲部はリッジエキスパンジョンにて頬舌的な骨幅を改善。

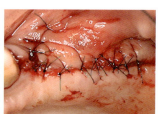
図6　減張切開を行ったため、水平マットレス縫合と単純縫合のコンビネーションにて縫合。

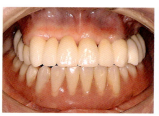
図7　最終補綴物装着。上顎はPFZ、下顎には金属床義歯を装着。

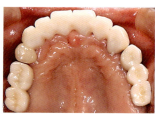
図8　3ユニットタイプのブリッジを仮着セメントにて装着。

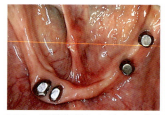
図9　天然歯部およびインプラント部には磁性アタッチメントを装着。

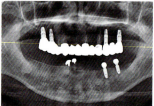
図10　最終補綴物装着後3年5ヵ月経過時のパノラマX線写真。

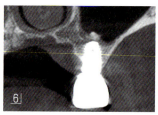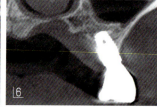
図11、12　同CT写真。上部構造装着後3年5ヵ月経過しているが、インプラント周囲の骨吸収もなく、挙上した上顎洞底に皮質骨様の硬化像が形成されているのが確認できる。

垂直的骨量不足をソケットリフトとHAインプラントで対応した症例

22

内野文彦(埼玉県勤務)

症例の概要

初診：2011年5月

患者年齢および性別：65歳、女性

|4 5 6 7ブリッジの動揺を主訴として来院。|4は歯根破折しており、保存不可能で抜歯と診断。骨治癒後にインプラント治療の計画を立案し提示したところ、同意されたためインプラント治療を行うこととした。|5 6は垂直的骨量が少なく、骨造成と同時にHAインプラント埋入の計画を立てた。

処置内容とその根拠

垂直的骨量が不足している際の、骨造成と同時のインプラント埋入は初期固定が得られにくい。インプラント径より小さいホール形成と、径の大きいカバースクリューを装着することで、骨と粘膜骨膜弁で挟み込み固定を得た。さらにHAインプラントの骨伝導能によりインテグレーションおよび骨補填材料の骨置換を早めることを期待した。なお、上顎洞粘膜の穿孔の防止と歯槽頂粘膜治癒促進を目的として、自己血由来のCGFを使用した。

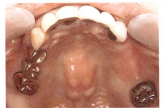
図1　術前口腔内写真。|4は抜歯後6ヵ月経過。

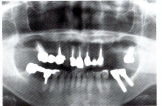
図2　術前パノラマX線写真。|4 5 6にインプラント埋入を計画した。

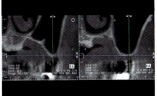
図3　|5 6部、CT画像。骨高はともに1mmほどであり、骨造成と同時の埋入計画とした。

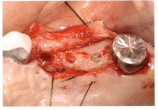
図4　粘膜骨膜弁形成後、ラウンドバーにて皮質骨を穿孔し、周囲骨をトリミング。

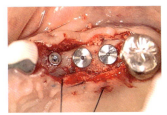
図5　骨補填材料填入後、インプラント体を埋入。径の大きいカバースクリューを装着。

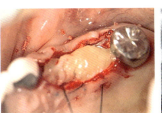
図6　歯槽頂粘膜治癒促進を目的に、CGFを填入し完全閉鎖した。

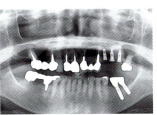
図7　術後パノラマX線写真。3本のインプラント体が埋入された。

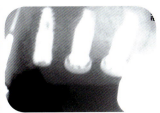
図8　術後デンタルX線写真。|5 6はHAインプラント。

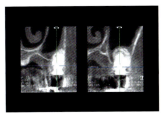
図9　術後2週のCT画像。上顎洞粘膜の肥厚も落ち着いてきている。

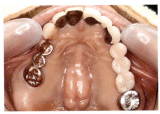
図10　術後4ヵ月、プロビジョナルレストレーションを装着し、徐々に咬合を付与していく。

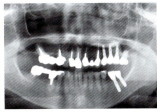
図11　上部構造装着後、パノラマX線写真。骨補填材料のボリュームを維持している。

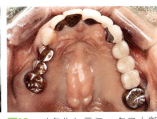
図12　メタルセラミックス上部構造を装着。

23 天然歯・インプラント周囲組織の清掃性を高めるためのマネージメント

岡　昌由記（東京都開業）

症例の概要

患者年齢および性別：49歳、男性
主訴：前歯が取れた。食べられない。

　主訴である前歯部は長期間にわたり放置しており、全顎的に治療の必要性がある。固定式の補綴物を強く希望した。

処置内容とその根拠

　インプラント周囲の角化組織の必要性は意見の分かれるところであるが、角化組織や歯肉の連続性が獲得されるとブラッシングがしやすいのは事実であろう。今回は、天然歯、インプラントにかかわらず周囲組織を整えることにより清掃性の向上を図り、長期的な安定が期待できるものとした。また、インプラント・天然歯にかかわらず、修復歯において清掃性を高めるため、歯周組織の環境を整えた。

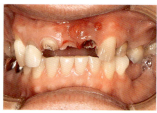 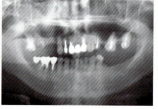 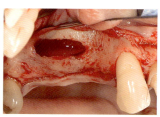 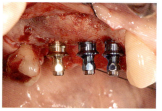

図1　初診時正面観。|2は歯根破折のため抜歯。
図2　初診時X線写真。右上残根は抜歯してインプラント、左下もインプラントを埋入予定。
図3　右上にサイナスリフトを行った。
図4　その後6ヵ月治癒を待ち、インプラントを埋入した。

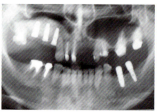 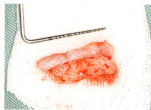 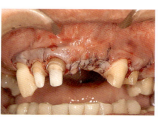 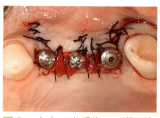

図5　埋入時のX線写真。左下にはすでにインプラントが埋入されている。
図6　前歯ポンティック部位が陥没しており、上皮付き結合組織を用いたCTGを行った。
図7　修復歯の角化組織温存のため、上皮の部分と合うように根尖側移動術を併用した。
図8　右上二次手術。口蓋の角化組織を頬側に移動させた。

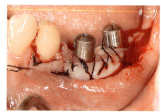 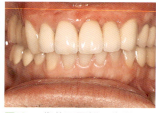 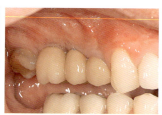 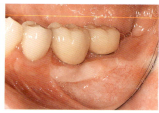

図9　左下インプラント部にFGGを行った。
図10　術後正面観。歯頸ラインも揃い清掃性も高まった。
図11　右上インプラント部の頬側面観。
図12　左下インプラント部の頬側面観。

上顎洞底挙上術後の合併症に対する検討

神田　浩（徳島県開業）

症例の概要

患者は41歳、女性。前歯がぐらつき審美障害を主訴に来院。喫煙習慣はなく健康状態は良好。下顎臼歯部は歯列不正。治療方針は高度の歯周病罹患歯は抜歯し、7 6 5 1|2 5 6部にインプラント補綴を行う。

右側上顎洞が術後40日で感染し、歯肉より補填材料が排出されてきた。その後、剥離しウィンドウ部より骨補填材料を掻爬・洗浄し、状態が安定してきたため免荷期間後、上部構造物を装着し6年目で定期検診中である。

処置内容とその根拠

術後X線診断で洞粘膜から補填材料逸出は認められなかった。補填材料填入時にウィンドウ外へ散在、長時間操作、過度の補填材料の圧迫填入が感染の原因と考えられる。改善方法は、自己フィブリノーゲン（AFG）を骨補填材料と混和し、過度の量による圧迫填入で洞粘膜炎症、洞外への撒き散らし、短時間操作により感染機会を軽減できると考えられる。混和物は一塊でしばらく吸収せず留置し、粘膜の裂開時に洞外への流出の危険性も減少する。AFG利用は有効な手技であると考える。

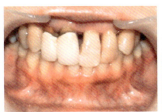
図1　初診時正面観、審美障害を主訴に来院。

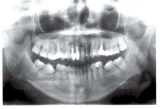
図2　初診時パノラマX線写真により、高度の歯周病であることが確認された。

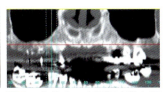
図3　抜歯後、上顎洞底挙上術および埋入計画を立案。

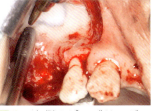
図4　右側のピエゾサージェリーによるラテラル・アプローチ。

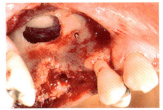
図5　上顎洞粘膜剥離後、穿孔は認められなかった。

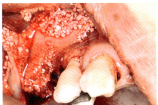
図6　填入操作がスムーズに行えず長時間かかり、骨補填材料を骨面に散乱させた。

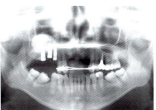
図7　右側サイナスリフトおよび同時埋入終了時パノラマX線写真。

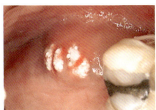
図8　術後、骨補填材料の逸出と排膿が認められた。

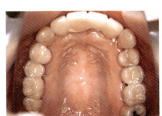
図9　上顎補綴終了時の口腔内写真。

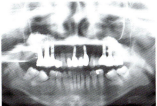
図10　定期観察時パノラマX線写真。感染部は現在安定し、定期観察を行っている。

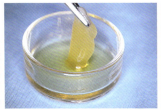
図11　自己血によるAFG完成時。

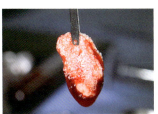
図12　AFGと骨補填材料のグルーを上顎洞内へ填塞する。この操作で量の確認、時間短縮、粘膜への過度の圧迫回避などの利点がある。

- 1章 Bone augmentation
- 2章 Sinus augmentation
- 3章 Peri-implantitis
- 4章 Computer aided surgery
- 5章 Implant restoration
- 6章 Orthodontic implant
- 7章 Implant follow-up
- 8章 Immediate placement

25 クレスタルアプローチを併用したインプラント症例

木村恒太（東京都開業）

症例の概要

患者は、56歳女性。5|のクラウンがコアごと脱離したとの主訴で来院。残存歯質が歯根破折（縦破折）しており、保存不可能で抜歯となった。当部位の治療はインプラント治療を希望された。上顎臼歯部において骨量が少ないケースはショートインプラントを使用するか、上顎洞底挙上術を併用して埋入するかを検討しなければならない。今回、クレスタルアプローチ（ソケットリフト）を併用してインプラント治療を行った症例を報告する。

処置内容とその根拠

X線やCT診査から、埋入予定部位の骨頂から上顎洞底部が近遠心にかけて約7〜10mmという骨量であり、ソケットリフトを併用しフィクスチャーを埋入した。BOSボーンスプレッダーを低回転で使用し上顎洞底挙上を行い、マレッティングの不快感を回避した。

術後、疼痛や腫脹もなく、約5ヵ月後二次手術を行い、粘膜治癒後に印象採得を行った。上部構造は、カスタムアバットメントにメタルセラミックスを装着した。

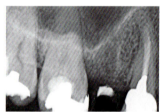
図1　術前のデンタルX線写真。近心部と遠心部の骨量の差が認められる。

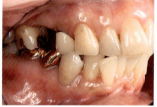
図2　術前の右側面観。抜歯後4ヵ月経過の状態。

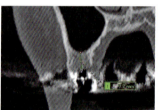
図3　術前のCT画像。骨量が少ない部位は約7mm程度である。

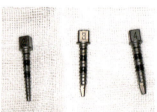
図4　BOSボーンスプレッダーを使用し、ソケットリフトを行う。

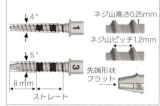
図5　BOSボーンスプレッダーの先端形状はフラットであるため、上顎洞底粘膜を損傷させにくい。

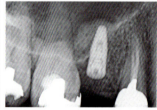
図6　POI-EXインプラント（HAC37-10TP-S）を埋入。骨補填材料はBio-Ossを使用した。

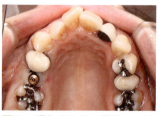
図7　埋入から5ヵ月後、二次手術を行った。

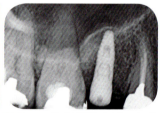
図8　二次手術時のデンタルX線写真。骨吸収などの異常所見は認められない。

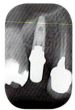
図9　チタン製カスタムアバットメントを装着。

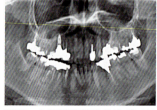
図10　上部構造装着後のパノラマX線写真。骨吸収などの異常所見は認められない。

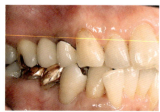
図11　上部構造装着後の右側面観。周囲歯肉の状態も安定している。

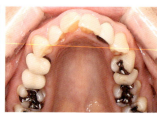
図12　上部構造装着後の咬合面観。仮着セメントにて固定。

上顎両側遊離端欠損部のサイナスフロアエレベーション後インプラントを埋入した症例

田中栄次（京都府開業）

症例の概要

患者は57歳、女性。2008年9月、以前より義歯が入っていたが噛みにくいという主訴で来院。7 6 5|5 6 7 欠損。プラークコントロールは悪くないが、4|4 は動揺もあり、予後不良のため抜歯となった。口腔内・X線所見より病態のサインが認められる。欠損の拡大の抑制も含め、義歯以外の方法を希望されていたので、サイナスフロアエレベーションをともなうインプラント治療を行い咬合の確立を図った。

処置内容とその根拠

上顎臼歯欠損部の上顎洞底までの垂直的距離が2～5mmと不足しているため、サイナスフロアエレベーションを行った。4|4 においては、歯周組織保全のためにエクストルージョンにより抜歯した。ステージドアプローチで 6 4|4 6 部にインプラントを埋入。短根歯が多いため、ガイドを考慮して咬合を付与した。下顎臼歯部においては欠損歯や短根歯も含まれており、対合がインプラントであるため注意深い経過観察が必要と考える。

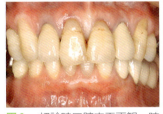
図1 初診時口腔内正面観。咬合平面の乱れ、デンタルコンプレッションシンドロームがうかがえる。

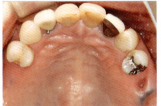
図2 同上顎咬合面観。

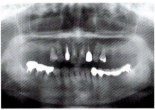
図3 同パノラマX線写真。短根歯が多く認められる。

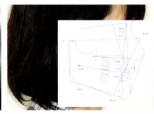
図4 同セファロ写真。咬合力は強いタイプであると考えられる。

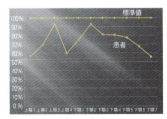
図5 標準値と患者歯根長との比較。上顎3、下顎2・3・4が優位であると思われる。

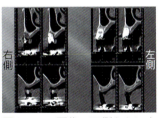
図6 CT画像。両側ともに上顎洞までの垂直的距離が短い。

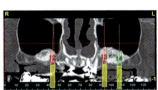
図7 シミュレーションを行い確認後、サージカルテンプレートを製作。

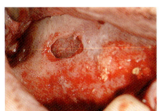
図8 サイナスフロアエレベーション。1度目の骨壁は骨化している。

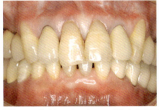
図9 術後1年時の口腔内正面観。

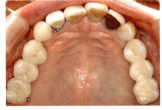
図10 同上顎咬合面観。アーチの狭窄は認められない。

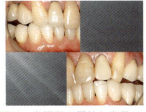
図11 歯根長の優位な歯牙でのガイド。

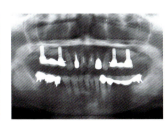
図12 術後1年のパノラマX線写真。安定した状態が維持できている。

27 上下顎中間歯欠損へのソケットリフト後インプラントを埋入した症例

行方隆博（東京都勤務）

症例の概要

中間歯欠損の補綴処置の選択肢として、ブリッジは隣接する歯牙の削合や咬合圧の負担の問題、パーシャルデンチャーは装着感・咀嚼・審美性の問題が挙げられる。患者の満足感・予知性を考慮するとインプラントが有利であると言える。今回の症例では右上・左下臼歯部に欠損が認められ、咀嚼に不満を抱いている状態であった。欠損状態になってから期間が空いており、骨質が安定していることを踏まえ、インプラントによる補綴処置を行うことになった。

処置内容とその根拠

2011年10月：初診、歯周基本治療、SRP。2011年11月：4|ソケットリフトを併用し XiVE Implant 4.5×9.5mm を埋入。埋入トルクは30Ncm。2011年12月：|6 に通法どおり XiVE Implant 4.5×9.5mm を埋入。埋入トルクは40Ncm、十分な固定を得られた。2012年5月：免荷期間を6ヵ月おきヒーリングアバットメントを装着。インプラント周囲歯肉の安定を確認後、精密印象を行う。2012年6月：上部構造を装着。

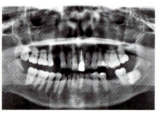 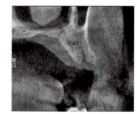 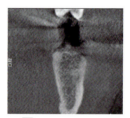 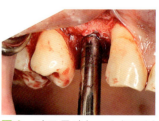

図1　初診時パノラマX線写真。4|、|6に欠損を認めるものの骨レベルは安定している。
図2　4|部CT画像。断面骨幅は問題ないが深度が足りない。
図3　|6部CT画像。断面骨幅深度ともに十分。
図4　オステオトームにてソケットリフトを行った。

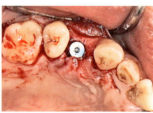 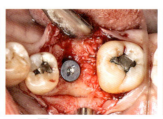 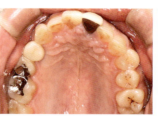 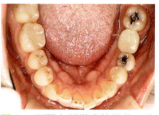

図5　4|部に通法どおり埋入、初期固定は30Ncm。
図6　|6部に通法どおり埋入、埋入トルクは40Ncm。
図7　上顎上部構造装着後の咬合面観。若干歯列に転位が認められるケースで、早期接触がないように咬合関係を与えた。
図8　下顎上部構造装着後の咬合面観。上顎と同様に早期接触に注意しながら咬合関係を付与。

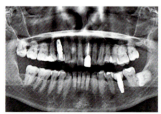 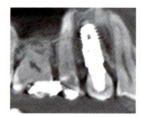 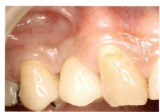 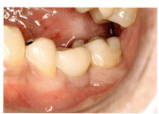

図9　上部構造装着後1年経過パノラマX線写真。上下ともにインプラント周囲の骨吸収は認められない。
図10　4|部の1年経過後CT画像。骨周囲は安定している。
図11　4|部の1年経過後側方面観。粘膜も安定している。
図12　|6部の1年経過後側方面観。粘膜の厚みもあり安定している。

ラテラルウィンドウからの上顎洞底挙上におけるピエゾサージェリー

28

山田嘉宏（東京都開業）

症例の概要

初診：2010年3月
患者年齢および性別：45歳、女性
主訴：左側臼歯部のインプラント治療

パノラマX線写真より$\underline{5\,6}$の骨頂から上顎洞底までインプラントを埋入する十分な垂直的な骨量がないと診断。粘膜挙上を行った後、インプラントを埋入する治療計画を立てた。

処置内容とその根拠

2010年5月に上顎洞底挙上術を$\underline{5\,6}$部に行うため、ラウンドエンジンにて骨切削後、ピエゾを用いて窓開部の骨を除去。その後、同様にピエゾを用いて洞粘膜挙上を約15mm行う。骨補填材料にβ-TCPのオスフェリオンを使用した。挙上から5ヵ月後の2010年10月、$\underline{5\,6}$にオステムインプラントφ4.1×10mmを埋入。2011年7月にe-maxクラウンを用いて最終補綴を行った。

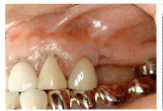 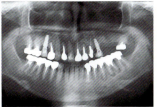 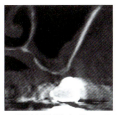 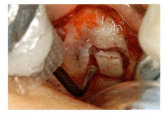

図1　2010年3月初診時の口腔内写真。
図2　2010年3月、初診時のパノラマX線写真。
図3　洞粘膜挙上前のCT画像。
図4　粘膜付近でピエゾを使い開窓。

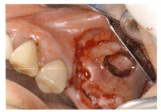 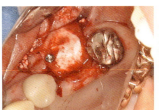 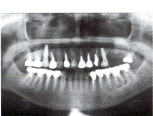 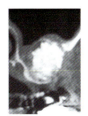

図5　上顎洞底挙上後、洞粘膜が呼吸で上下するのを確認。
図6　窓開部を骨補填材料で満たした後、吸収性メンブレンで被覆した。
図7　2010年5月、洞粘膜挙上直後のパノラマX線写真。
図8　洞粘膜挙上後5ヵ月（インプラント埋入直前）のCT画像。

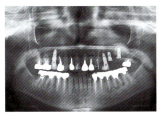 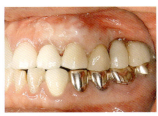 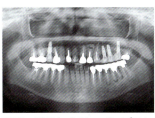 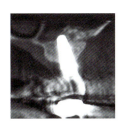

図9　2010年10月、インプラント埋入直後、洞粘膜挙上後5ヵ月のパノラマX線写真。
図10　補綴物装着後の口腔内写真。
図11　2011年2月、インプラント上部構造装着直後、洞粘膜挙上後9ヵ月のパノラマX線写真。
図12　インプラント補綴後（洞粘膜挙上後10ヵ月）のCT画像。

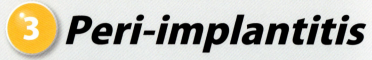

3 Peri-implantitis

インプラント周囲炎：
インプラント周囲に発症する歯周炎と類似した炎症性病変。発赤、腫脹、プロービング時の出血、排膿およびインプラント周囲支持骨の喪失を特徴とし、Red Complex を主体とした細菌感染が原因と考えられている。

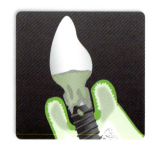

今読むべきインパクトの高いベスト10論文

1 Renvert S, Roos-Jansåker AM, Claffey N. Non-surgical treatment of peri-implant mucositis and peri-implantitis: a literature review. J Clin Periodontol 2008;35(8 Suppl):305-315.
インプラント周囲粘膜炎およびインプラント周囲炎の非外科的治療：文献レビュー

2 Claffey N, Clarke E, Polyzois I, Renvert S. Surgical treatment of peri-implantitis. J Clin Periodontol 2008;35(8 Suppl):316-332.
インプラント周囲炎に対する外科的治療

3 Koldsland OC, Scheie AA, Aass AM. Prevalence of peri-implantitis related to severity of the disease with different degrees of bone loss. J Periodontol 2010;81(2):231-238.
程度の異なる骨喪失をともなう疾患の重症度に関係したインプラント周囲炎の有病率について

4 Serino G, Ström C. Peri-implantitis in partially edentulous patients: association with inadequate plaque control. Clin Oral Implants Res 2009;20(2):169-174.
部分欠損患者におけるインプラント周囲炎：プラークコントロール不良との関連性

5 Renvert S, Samuelsson E, Lindahl C, Persson GR. Mechanical non-surgical treatment of peri-implantitis: a double-blind randomized longitudinal clinical study. I: clinical results. J Clin Periodontol 2009;36(7):604-609.
インプラント周囲炎の機械的非外科治療：二重盲検化ランダム化長期臨床試験 I：臨床結果

6 Renvert S, Lessem J, Dahlén G, Renvert H, Lindahl C. Mechanical and repeated antimicrobial therapy using a local drug delivery system in the treatment of peri-implantitis: a randomized clinical trial. J Periodontol 2008;79(5):836-844.
インプラント周囲炎の治療における機械的および繰り返しの局所薬物配送システムを用いた抗菌療法：ランダム化臨床試験

7 Schwarz F, Sahm N, Bieling K, Becker J. Surgical regenerative treatment of peri-implantitis lesions using a nanocrystalline hydroxyapatite or a natural bone mineral in combination with a collagen membrane: a four-year clinical follow-up report. J Clin Periodontol 2009;36(9):807-814.
コラーゲン膜と組み合わせたナノ結晶ハイドロキシアパタイトまたは天然骨塩を用いた、インプラント周囲炎部位の外科的再生治療：4年臨床経過報告

8 Schwarz F, Sahm N, Iglhaut G, Becker J. Impact of the method of surface debridement and decontamination on the clinical outcome following combined surgical therapy of peri-implantitis: a randomized controlled clinical study. J Clin Periodontol 2011;38(3):276-284.
インプラント周囲炎に対する複合外科療法後の臨床結果における、表面デブライドメントおよび汚染除去法の影響：ランダム化比較臨床研究

9 Persson GR, Roos-Jansåker AM, Lindahl C, Renvert S. Microbiologic results after non-surgical erbium-doped:yttrium, aluminum, and garnet laser or air-abrasive treatment of peri-implantitis: a randomized clinical trial. J Periodontol 2011;82(9):1267-1278.
インプラント周囲炎に対する Er-YAG レーザーまたはエアアブレイジョンによる非外科的治療後の微生物学的結果：ランダム化臨床試験

10 Esposito M, Grusovin MG, Worthington HV. Treatment of peri-implantitis: what interventions are effective? A Cochrane systematic review. Eur J Oral Implantol 2012;5 Suppl:S21-41.
インプラント周囲炎の治療：どのような処置が効果的か？　コクランシステマティックレビュー

3 程度の異なる骨喪失をともなう疾患の重症度に関係したインプラント周囲炎の有病率について

　インプラント周囲病変を診断するために種々の臨床的計測が行われているが、病変を把握するための指標として異なる閾値が用いられている。本研究の目的は、異なる診断的閾値を適用することにより、骨喪失の程度を考慮した各重症度でのインプラント周囲炎の有病率を検出し、インプラント周囲病変の有病率についての評価を行うものである。オスロ大学臨床歯科学研究所において1990年から2005年までの期間に歯科用インプラントを埋入された164名の患者に本研究への協力を依頼し、内109名が臨床検査に参加した（平均年齢：43.8歳、年齢幅：18～80歳）。平均機能負荷期間は8.4年であった（標準偏差：4.6年）。被験者は臨床的、X線的に検査を受けた。インプラント周囲組織の状態を識別するための指標として、以下の項目による評価が行われた：X線上におけるインプラント周囲骨の喪失および炎症所見の有無。プロービング時出血をともなう4mm以上もしくは6mm以上のプロービングデプス。2mm以上もしくは3mm以上のX線上におけるインプラント周囲骨の喪失。

結果：異なるレベルの重症度におけるインプラント周囲炎の評価により、本研究の母集団において、その有病率には大きな幅（11.3％～47.1％）が存在することがわかった。

結論：インプラント周囲骨の喪失の有無にかかわらず、インプラント周囲の炎症は高頻度に検出された。

（Koldsland OC, Scheie AA, Aass AM. J Periodontol 2010；81（2）：231-238.）

10 インプラント周囲炎の治療：どのような処置が効果的か？コクランシステマティックレビュー

目的：インプラント周囲炎の治療のためのもっとも効果的な方法を同定する。

材料および方法：インプラント周囲炎の治療のための薬剤または処置法を比較した2011年9月までのランダム化比較試験（RCTs）について、The Cochrane Oral Health Group's Trials Register、CENTRAL、MEDLINEおよびEMBASEが検索された。主要評価項目はインプラントの喪失、X線写真での辺縁骨レベルの変化、合併症および副作用、そしてインプラント周囲炎の再発であった。

結果：異なった非外科的処置（5試験）、非外科的処置への付加的療法（1試験）、および異なった外科的処置（2試験）と外科的処置への付加的療法（1試験）。観察期間は3ヵ月から4年。4ヵ月後で、インプラント周囲骨を少なくとも50％失った患者において、手指によるデブライドメントへの付加的な局所抗菌薬投与は、0.61mmの平均プロービングアタッチメントレベル（PAL）の改善と、0.59mmのプロービングポケットデプス（PPD）の減少を示した。4年後において、3mm以上のインプラント周囲骨縁下欠損を、Bio-Ossと吸収性遮断膜で治療された患者は、ナノ結晶ハイドロキシアパタイトによって治療された患者と比較して、PALおよびPPDにおいて1.4mmの改善を示した。

結論：インプラント周囲炎を治療するための、もっとも効果的な処置を示す信頼できるエビデンスはなかった。このことは、今現在行われている処置に効果がないということを示すものではない。手指による歯肉縁下デブライドメントと局所抗菌薬の併用が、4ヵ月以上の期間で重度のインプラント周囲炎患者でのPALおよびPPDにおいて、0.6mmの改善に関係することを示した。インプラント周囲骨縁下欠損において、Bio-Ossと吸収性遮断膜を併用した場合、ナノ結晶ハイドロキシアパタイトと比較して、4年後で約1.4mmのPALとPPDの改善がみられた。4つの試験結果から、より複雑で高価な治療が、単純な歯肉縁下の機械的デブライドメント治療より有益であるということを示すエビデンスはなかった。

（Esposito M, Grusovin MG, Worthington HV. Eur J Oral Implantol 2012；5 Suppl:S21-41.）

29 重度インプラント周囲炎によるインプラント除去症例に対するリカバリー

井汲憲治（群馬県開業）

症例の概要

患者年齢および性別：69歳、女性
主訴：他院のインプラントの再治療をしてほしい。
現症：$\overline{76}$部位のインプラントに重度インプラント周囲炎、歯に軽度の歯周炎が認められた。インプラントは動揺がないものの、CBCT画像においては周囲に大きな骨欠損が認められた。
治療概要：保存不可能なインプラントを除去し再インプラント治療を行った。インプラント周囲に遊離歯肉移植を行い、インプラント周囲の清掃性を確保した。

処置内容とその根拠

本症例の問題点と処置、対応策は以下のとおりである。
①進行したインプラント周囲炎→インプラントの除去（Langらによる累積的防御療法の第Ⅴ分類）
②インプラント埋入位置の検討→SIMPLANTシミュレーション
③インプラント周囲の骨欠損→GBR（Bio-Oss併用）
④非可動性粘膜の喪失→遊離歯肉移植
⑤将来の変化への対応→術者可撤式の上部構造
⑥新たなインプラント周囲炎の防止→定期的なSPTとメインテナンスプログラム

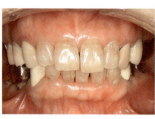 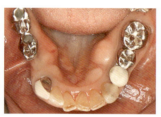 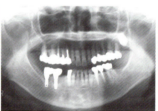 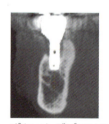

図1 初診時の口腔内。インプラント周囲にはプラークおよび炎症が認められた。
図2 インプラントは頬側の可動性粘膜内に位置しており、清掃性は十分ではなかった。
図3 パノラマX線写真では、2つのインプラント周囲に大きな骨欠損が確認された。
図4 ポケットデプスは5mm以上あり、CBCT画像上の骨吸収像は顕著であった。

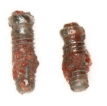 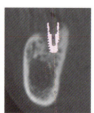 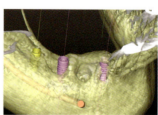 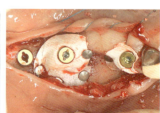

図5 トレフィンと破骨鉗子を用いることにより、インプラントは比較的容易に除去できた。
図6 SIMPLANTによる$\overline{6}$部のインプラントシミュレーション。
図7 インプラントの埋入位置と骨との関係を示す3D画像。周囲骨の欠損が顕著である。
図8 GTAMと人工骨を用いたGBR。膜の辺縁はボーンタックを用いて固定した。

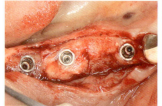 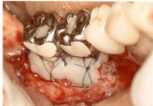 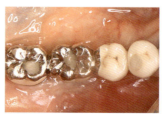 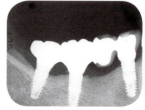

図9 5ヵ月後の二次手術。GTAMを除去すると比較的硬い再生骨が確認された。
図10 アバットメント周囲の清掃性を確保する目的で遊離歯肉移植を行った。
図11 治療終了時の状態。インプラントの周囲には非可動性の粘膜が獲得されている。
図12 機能後1年のデンタルX線写真。インプラント周囲骨に異常は認められない。

余剰セメント残存によるインプラント周囲炎に対し、掻爬にて対応した症例

30

齋藤雪絵（群馬県開業）

症例の概要

初診日：2009年4月
患者年齢および性別：51歳、女性
主訴：悪いところを治したい。

　患者と相談のうえ、インプラントも含めた治療を行った。1に対し、2009年12月にインプラントを埋入（HAコーティングのスプラインツイストMP-1、φ3.75×13mm）。2011年2月に二次手術を行い、同年4月にスクリュータイプのプロビジョナルクラウンを装着。8月にプロセラアバットメントおよびオールセラミッククラウンを仮着し、9月に本着とした。

処置内容とその根拠

　上部構造装着時のX線写真にて余剰セメントの残存を認めたが、除去できなかったため次回予約で浸麻下にて除去することとした。

　しかし患者の都合により1年経過。同部位の歯肉には炎症症状が出現した。2012年10月に余剰セメント除去および掻爬を行った。掻爬後6ヵ月のX線写真では、周囲歯槽骨の不透過像が認められてきており、歯肉ラインの後退は患者にとっては問題のない範囲であり、順調に経過している。

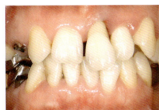
図1　初診時口腔内写真（2009年4月）。

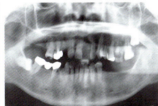
図2　同パノラマX線写真。

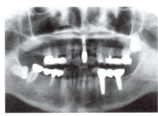
図3　治療後パノラマX線写真（2011年9月）。

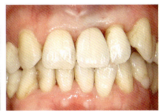
図4　1上部構造装着時口腔内写真（2011年9月）。

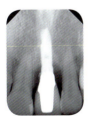
図5　同部位X線写真。近心に余剰セメントの残存様不透過像を認める。

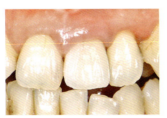
図6　余剰セメント放置1年後の口腔内写真（2012年10月）。歯肉に炎症を認める。

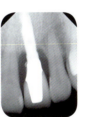
図7　同部位X線写真。周囲歯槽骨の吸収様透過像を認める。

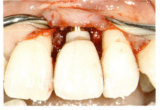
図8　セメント除去および掻爬。手用の鋭匙・スケーラーにて物理的に掻爬。

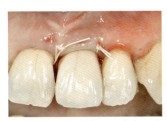
図9　掻爬終了時の口腔内写真

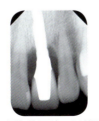
図10　掻爬終了時のX線写真

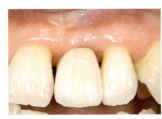
図11　掻爬後6ヵ月の口腔内写真（2013年4月）。炎症は消失している。

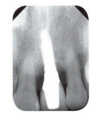
図12　同部位X線写真。歯槽骨の位置は改善されてきている。

31 スウェーデンのリコールシステムの応用と インプラント周囲炎

鈴木佐栄子（神奈川県勤務）

症例の概要

患者は51歳、女性。2002年7月に、噛めるようにしたいと来院。6 5 4|欠損、他7|7、7|7は欠損。右下のインプラント補綴治療後も左下、右上、左上と歯根破折などによりインプラント治療にて咬合を回復した。スウェーデンでの研修を基に構築したリコールシステムにて良好な経過であったが、患者の都合により定期検診の間隔が空き、インプラント周囲炎を発症。除染を試みたが改善が見られず、抗菌剤の投与により安定している。

処置内容とその根拠

インプラント周囲炎への対応として機械的清掃と薬液洗浄による殺菌療法に加え、FOPにてβ-TCPパウダーによるエアーアブレージョンを施術した。その後も患者の自覚症状はないがBOPや排膿があったため、PCR法による細菌検査を基に、抗菌剤の長期応用により病状は安定した。しかしプロービングデプス（PD）は6mmと今後のコントロールが困難と予測され、フォトダイナミックセラピー（FDT）の施術を検討しつつ経過観察している。

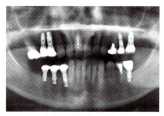
図1 咬合回復後のパノラマX線写真。

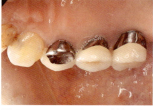
図2 メインテナンス移行日の口腔内写真。

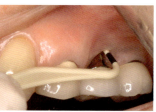
図3 1年9ヵ月ぶりの検診の際、|5 6インプラント部より排膿を確認。

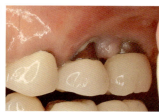
図4 PDは9mmと深く、PCR法にて P.g. 菌数は1,700であった。

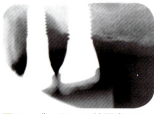
図5 デンタルX線写真より、近心頬側骨の吸収が著明。

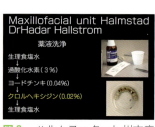
図6 ハルムスッタット州立病院のプロトコールに従い、機械的清掃と殺菌療法（薬液消毒）施術。

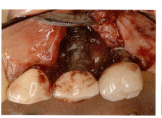
図7 外科的処置へ移行。インプラント周囲は不良肉芽が著明。

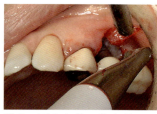
図8 不良肉芽の除去後、エアーアブレージョンにて除染。

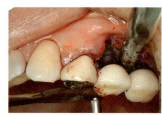
図9 β-TCPパウダーを使用し、フィクスチャー全周へ噴出した。

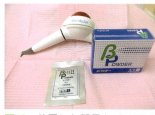
図10 使用した器具とβ-TCPパウダー。術後、抗生剤の全身投与をした。

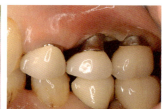
図11 術後2週、BOPはなくPDは6mmに改善。P.g.菌数が540に減少。

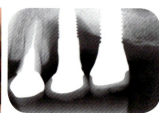
図12 術後X線写真。6mmのPDをコントロールすることは困難であると予測されるため経過観察とFDTを検討。

β-TCPエアー・アブレージョンを使用したインプラント周囲炎への外科療法

32

瀧　俊之（神奈川県開業）

症例の概要

患者は63歳、女性。咬合痛と歯肉の腫れを主訴に2005年3月に来院した。

初診時の歯式：

8 7		4 3 2 1	1 2 3 4 5 6 7	
	6 5 4 3 2 1	1 2 3 4		8

術後時の歯式：
（▲：インプラント）

8 7		4 3 2 1	1 2 3 4 5 6 7	
	▲▲▲ 4 3 2 1	1 2 3 4		8

上部構造装着後5年4ヵ月、⑤に骨吸収とインプラント周囲に出血・排膿がみられた。骨吸収をともなうインプラント周囲炎と診断し、β-TCPエアー・アブレージョンを使用した外科療法により除染し、再生療法を用いて骨の回復と周囲組織の安定を図った。

処置内容とその根拠

インプラント体に炎症が波及し、骨吸収が進んだ場合は外科処置の適応となる。β-TCPは生体親和性が高く生体吸収性であり、適度な硬度を有するため除染効果が高い。外科処置の際にβ-TCPパウダーエアー・アブレージョンを使用し良好経過を得た。

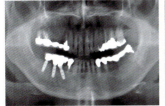
図1　上部構造装着後パノラマX線写真。オトガイ孔を避けて傾斜埋入した。

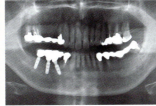
図2　装着後5年4ヵ月。補綴にも苦心したが患者による清掃も困難であった。

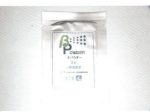
図3　βパウダー。除染効果の高い球状で平均粒径45μmである。

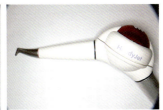
図4　ハンディージェット。分解し、全体を滅菌後使用する。

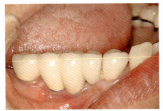
図5　装着後5年4ヵ月、フラップオペレーション（FOP）術前。1年6ヵ月メインテナンス中断後の来院時。

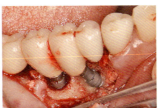
図6　FOP術中（頬側）。不良肉芽をカーボンスケーラーで掻把、骨整形後パウダーアブレージョンを行う。

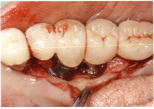
図7　同舌側。条件が良ければ、β-TCPパウダー使用することでチタン表面を傷つけずに細部まで除染できる。

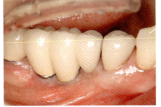
図8　FOP術後2年2ヵ月（装着後7年6ヵ月）。インプラント周囲粘膜は安定。

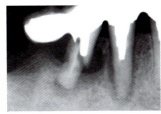
図9　初診時。⑥⑤歯根破折により歯槽骨の感染が大きい。

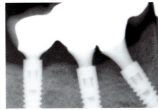
図10　上部構造装着後。オトガイ孔を避けた歯肉縁下に深い傾斜埋入となっている。

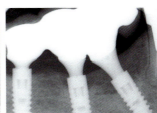
図11　装着後5年4ヵ月の術前。クレーター状でび漫性に大きな炎症性の骨吸収を確認。

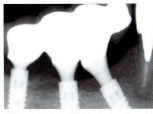
図12　FOP術後2年2ヵ月（装着後7年6ヵ月）。インプラント辺縁の骨は硬化像を示す。

4 Computer aided surgery

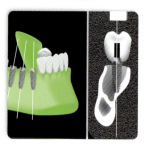

コンピュータ支援インプラント手術：
CTを応用した治療システムの1つ。ドリリングやインプラント埋入、さらには即時暫間補綴までをサポートする数多くのシステムが開発されている。静的な外科用テンプレート系と動的なバーチャルナビゲーション系とに大別される。

今読むべきインパクトの高いベスト10論文

1. Widmann G, Bale RJ. Accuracy in computer-aided implant surgery--a review. Int J Oral Maxillofac Implants 2006 ;21(2):305-313.
コンピュータ支援によるインプラント外科手術の精度について：レビュー

2. Wagner A, Wanschitz F, Birkfellner W, Zauza K, Klug C, Schicho K, Kainberger F, Czerny C, Bergmann H, Ewers R. Computer-aided placement of endosseous oral implants in patients after ablative tumour surgery: assessment of accuracy. Clin Oral Implants Res 2003 ;14(3):340-348.
腫瘍切除手術後の患者に対するコンピュータ支援による骨内口腔インプラント埋入について：精度の評価

3. Valente F, Schiroli G, Sbrenna A. Accuracy of computer-aided oral implant surgery: a clinical and radiographic study. Int J Oral Maxillofac Implants 2009 ;24(2):234-242.
コンピュータ支援による口腔インプラント外科手術の精度について：臨床的・X線学的研究

4. Ruppin J, Popovic A, Strauss M, Spüntrup E, Steiner A, Stoll C. Evaluation of the accuracy of three different computer-aided surgery systems in dental implantology: optical tracking vs. stereolithographic splint systems. Clin Oral Implants Res 2008 ;19(7):709-716.
歯科インプラントにおける3つの異なるコンピュータ支援外科手術システムの精度評価：光学的追尾システム vs. 光造形ステントシステム

5. Watzinger F, Wanschitz F, Rasse M, Millesi W, Schopper C, Kremser J, Birkfellner W, Sinko K, Ewers R. Computer-aided surgery in distraction osteogenesis of the maxilla and mandible. Int J Oral Maxillofac Surg 1999 ;28(3):171-175.
上下顎仮骨延長術におけるコンピュータ支援外科手術について

6. Arisan V, Karabuda CZ, Ozdemir T. Implant surgery using bone- and mucosa-supported stereolithographic guides in totally edentulous jaws: surgical and post-operative outcomes of computer-aided vs. standard techniques. Clin Oral Implants Res 2010 ;21(9):980-988.
無歯顎における骨および粘膜支持型光造形ガイドを用いたインプラント外科手術について：コンピュータ支援法と通法を比較した術中および術後の結果

7. Azari A, Nikzad S. Flapless implant surgery: review of the literature and report of 2 cases with computer-guided surgical approach. J Oral Maxillofac Surg 2008 ;66(5):1015-1021.
フラップレスインプラント手術：文献レビューとコンピュータ支援による外科的アプローチを行った2症例の報告

8. Oyama K, Kan JY, Kleinman AS, Runcharassaeng K, Lozada JL, Goodacre CJ. Misfit of implant fixed complete denture following computer-guided surgery. Int J Oral Maxillofac Implants 2009 ;24(1):124-130.
コンピュータ支援外科手術後のインプラント固定性義歯の不適合について

9. Azari A, Nikzad S, Kabiri A. Using computer-guided implantology in flapless implant surgery of a maxilla: a clinical report. J Oral Rehabil 2008 ;35(9):690-694.
上顎フラップレスインプラント外科手術における、コンピュータ支援インプラント学の利用について：臨床報告

10. De Santis D, Canton LC, Cucchi A, Zanotti G, Pistoia E, Nocini PF. Computer-assisted surgery in the lower jaw: double surgical guide for immediately loaded implants in postextractive sites-technical notes and a case report. J Oral Implantol 2010;36(1):61-68.
下顎におけるコンピュータ支援外科手術：抜歯窩への即時荷重インプラントのためのダブルサージカルガイド─テクニカルノートおよび症例報告

3 コンピュータ支援による口腔インプラント外科手術の精度について：臨床的・X線学的研究

目的：コンピュータ支援による口腔インプラント外科手術は、通法と比較して、いくつかの利点を有する。本研究の目的は、インプラントの治療計画された位置と実際に埋入された位置について三次元的に比較し、コンピュータ支援あるいはガイドテンプレートによるインプラント埋入の in vivo における精度を評価することであった。

材料および方法：CT データを基にしたソフトウェアプランニングと CAD/CAM によって製作されたテンプレートを用いて、2つの治療施設においてインプラント治療を行った。術後に2度目の CT 撮影を行った。術前および術後の CT 画像（計画された埋入位置 vs. 実際の埋入位置）を比較し、治療に使用されたガイドの精度評価を行った。

結果：25名の成人患者が本後向き研究に包含され、17名（うち11名が部分欠損、8名が無歯顎欠損）がセンター1、残り8名（うち6名が部分欠損、2名が無歯顎欠損）がセンター2で治療を受けた。コンピュータ支援によって埋入された104本のインプラントのうち、100本が骨結合し、結果として累積残存率は96％であった（平均観察期間：36ヵ月）。大きな外科的合併症はなかった。精度に関しては、89本のインプラントが比較対象となった。インプラントの歯冠側端部と根尖側端部とでは、平均側方誤差は、それぞれ1.4mm と1.6mm であった。平均深度誤差は1.1mm であり、平均角度誤差は7.9°であった。同じガイドを用いて埋入されたどのインプラントについても、精度に関して統計学的相関が認められた。2つの治療施設の精度データに関して、統計学的な有意差は認められなかった。

結論：25名の患者を用いたこの臨床研究より、次のような観測がなされた。（1）2つの治療施設において用いられたコンピュータ支援によるインプラント手術は、高い残存率（約96％）を示した。（2）計画したインプラントポジションからの誤差はインプラントの傾きと同様、歯冠側および根尖側においても存在した。平均誤差はいずれの方向も2mm 以下であり、傾きは8°以下であった。

（Valente F, Schiroli G, Sbrenna A. Int J Oral Maxillofac Implants 2009;24(2):234-242.）

6 無歯顎における骨および粘膜支持型光造形ガイドを用いたインプラント外科手術について：コンピュータ支援法と通法を比較した術中および術後の結果

目的：本研究の目的は、骨および粘膜支持型光造形ガイドを用いたコンピュータ支援によるインプラント手術の術中および術後の結果を通法と比較することであった。

材料および方法：2つのメーカーから出されている多数歯あるいは単独歯型の光造形ガイドを製作し、合計341本のインプラントを52名の患者に埋入し、それぞれ、通法が21名（コントロールグループ）、骨支持型光造形ガイド（BSG グループ）が16名、粘膜支持型光造形ガイドが15名であった。出血と同様に手術時間（分）、鎮痛剤の数量（錠）、開口時の困難さ（あるいは開口障害）、他のインシデントを記録した。疼痛や腫脹はビジュアルアナログスケール（VAS）を用いて評価した。統計学的分析にパラメトリックおよびノンパラメトリック検定を用いた（P 値＜.05）。

結果：フラップレスグループにおける平均手術時間（23.53+/-5.48分）と、服用された鎮痛剤の数量（4錠）は、コントロールグループ（68.71+/-11.4分、10錠）および BSG グループ（60.94+/-13.07分、11錠、$P<0.01$）よりも低い値を示した。疼痛スコアの変化（VAS）とそれに合わせて鎮痛剤を服用した数量は統計学的に有意な結果を示し（それぞれ $P<0.01$、0.05）、フラップレスグループでは、BSG（$P<0.01$）およびコントロールグループ（$P<0.001$）よりも、低いスコアを示した。フラップレスグループでは、より少ない出血（手術当日、chi 2 = 4.12、$P=0.041$）と、より少ない開口障害を示した（術後、chi 2 = 6.91、$P=0.031$）。早期における失敗は、どのグループ間も統計学的に有意差を認めなかった（log-rank test：$P=0.782$）。

結論：粘膜支持型の単独歯用光造形ガイドを用いたフラップレスインプラント埋入は、手術時間、疼痛の程度、服用する鎮痛剤の量、そしてインプラント手術後に起こることで知られる合併症を減少させるかもしれない。しかしながら、両ガイドにはそれぞれ特有の欠点があり、コンピュータ支援によって埋入されたインプラントの補綴的妥当性や長期的成功を確認するためのさらなる研究が必要である。

（Arisan V, Karabuda CZ, Ozdemir T. Clin Oral Implants Res 2010;21(9):980-988.）

1章 Bone augmentation
2章 Sinus augmentation
3章 Peri-implantitis
4章 Computer aided surgery
5章 Implant restoration
6章 Orthodontic implant
7章 Implant follow-up
8章 Immediate placement

33 コンピュータエイディッドサージェリー後遊離歯肉移植を行ったインプラント症例

鵜飼周太郎（滋賀県勤務）

症例の概要

初診：2013年6月
患者年齢および性別：58歳、男性
主訴：下顎右側臼歯部ブリッジ部に食物残渣が詰まる。
全身疾患：特記事項なし。
現症：欠損部の対合歯の挺出が見られる。ブリッジのポンティック部は頬舌的に小さく、支台歯との間に空隙が見られ清掃性が悪い。

処置内容とその根拠

　下顎右側臼歯部のブリッジポンティック部を切断し、CT撮影を行って十分な骨を確認し、同部位にジーシージェネシオRe φ5×12mmを埋入した。付着歯肉の不足が認められたため埋入後3ヵ月で遊離歯肉移植術を行い、1ヵ月後に二次手術を行った。今後、インプラント部はプロビジョナルレストレーションで評価を行い、良好な咬合機能を回復し、清掃性の改善できる最終補綴を目指す。上部構造物は装着後、定期的に対咬関係、清掃状態の診査などのメインテナンスを行う。

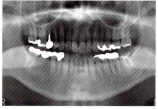
図1　初診時のパノラマX線写真。

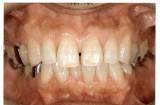
図2　初診時正面観。

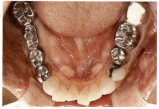
図3　下顎咬合面観。ポンティック部は頬舌的に狭窄している。

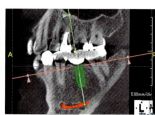
図4　CTでの術前シミュレーション。十分な骨幅がある。

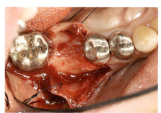
図5　切開剥離。

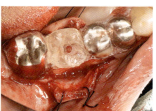
図6　ステントを用いて計画どおりに埋入できた。

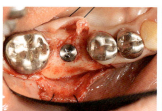
図7　インプラント埋入後咬合面観。ジーシージェネシオRe φ5×12mm。

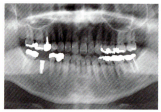
図8　インプラント埋入後パノラマX線写真。

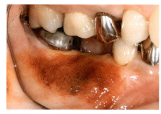
図9　ヨード染色にて付着歯肉幅診査。

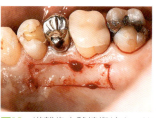
図10　遊離歯肉移植術ドナーサイト。上顎口蓋部より遊離歯肉を採取。

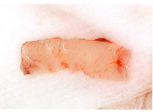
図11　移植片から脂肪組織を除去。

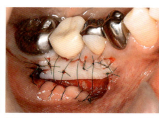
図12　移植片が動かないようにレシピエントサイトに緊密に縫合固定した。

- 1章 Bone augmentation
- 2章 Sinus augmentation
- 3章 Peri-implantitis
- 4章 Computer aided surgery
- 5章 Implant restoration
- 6章 Orthodontic implant
- 7章 Implant follow-up
- 8章 Immediate placement

34 3タイプのサージカルテンプレートを用いたインプラント症例

齋藤琢也（群馬県開業）

症例の概要

現在、インプラント治療は高い予知性をもつ欠損補綴治療の方法と認められている。さらに、より対合関係を模索しインプラント体にかかる負担の軽減を図るため、理想的な位置に埋入することが重要である。

今回、同一患者の3部位の欠損に対し、異なるタイプのサージカルテンプレートを用いてインプラントを埋入した症例を報告する。

処置内容とその根拠

4|部は、インプラント床形成時、歯根破折による骨吸収が大きくドリルが抜歯窩に流れてしまい、軸方向で傾きインプラントは近接した。その他の部位は計画どおりの埋入ができた。|7部は、ドリル径と同サイズのスリーブを使用したが、開口量の制限によりスリーブの切削片が粘膜内に残留した。サージカルテンプレートは、開口量が考慮され、診断用ワックスアップとCTデータに基づき埋入ポジションを厳密に規定できるものが望ましい。

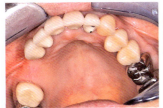
図1 術前上顎口腔内写真。5 4|部は歯根破折による欠損。

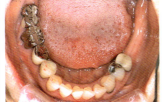
図2 術前下顎口腔内写真。|7 6|6 7部にインプラント埋入を予定した。

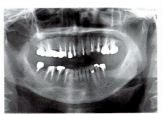
図3 術前パノラマX線写真。

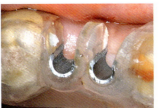
図4 埋入深度の確認、開口制限を考慮しドリルが側方より挿入できるよう頬側を開放した。

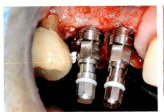
図5 抜歯早期埋入のためドリルが抜歯窩に流されて軸方向で傾きが生じた。

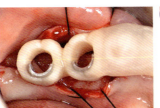
図6 診断用ワックスアップとCTデータを基に製作したサージカルテンプレート。

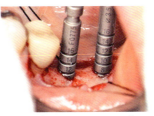
図7 計画どおりにインプラント埋入が行われた。

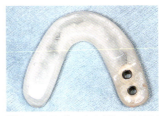
図8 CTデータを基にCAD/CAMで製作したサージカルテンプレート。

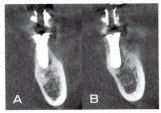
図9 A：|6、B：|7。計画どおりに埋入された。

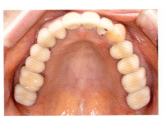
図10 補綴後上顎口腔内写真。5 4|部インプラント間は近接したが上部構造にて歯間ブラシが入る形態とした。

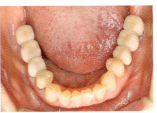
図11 同下顎口腔内写真。機能咬頭直下の理想的なポジションに埋入できた。

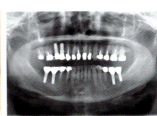
図12 同パノラマX線写真。理想的な咬合平面に再構築することができた。

35 戦略的抜歯後コンピュータエイディッドサージェリーによる全顎的インプラント治療

高井貞浩（群馬県開業）

症例の概要

患者年齢および性別：57歳、男性
主訴：しっかりと噛みたい。インプラント治療を希望。
全身的既往歴：特記事項なし。
現病歴：歯科治療は数年間受けていなかった。仕事が一段落して通院可能になったため、インプラントによる咀嚼機能回復を希望し、来院した。
現症：全顎的に予後不良歯が多く、プラークコントロールも不良であった。義歯は製作したことがなく、臼歯での咬合は崩壊していた。

処置内容とその根拠

プラークコントロールを行った後に鉤歯とならない歯を抜歯し、上下暫間義歯を製作。抜歯後4ヵ月にCTにて骨の評価を行い、右側上顎の骨量が不足しているため、サイナスリフトを併用して7 6 5|にReplace（Nobel Biocare社）を埋入、6ヵ月の免荷期間後に二次時手術を行い、プロビジョナルレストレーション（PR）を製作した。左側上顎は骨量が豊富なため、|5 6 7にフラップレスにて同インプラントを埋入後、PR製作。

次に下顎を精査し、骨量が豊富なため残存歯を抜歯し、6 4 2|2 4 6に埋入し暫間義歯を利用して即時荷重を行った。免荷期間後、下顎1ピースのPRを硬質レジンにて製作した。最後に上顎残存歯を抜歯し、4 2|2 4に同インプラントを埋入し免荷期間後、PRを製作した。上下PRにて顎位の安定を確認し、上顎は3ピース、下顎は1ピースでプロセラインプラントブリッジのジルコニアフレームにて最終上部構造を製作した。

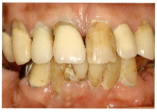
図1　初診時口腔内写真正面観。不良補綴物を多数認める。

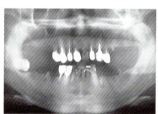
図2　同パノラマX線写真。骨縁下う蝕も多数認められる。

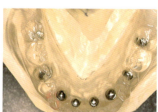
図3　下顎CT用テンプレート。

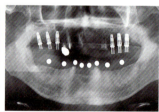
図4　下顎CT用テンプレート装着時パノラマX線写真。

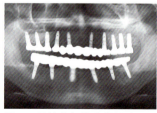
図5　最終上部構造装着時パノラマX線写真。

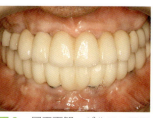
図6　同正面観。ジルコニアフレームにセラミックスを築盛した。

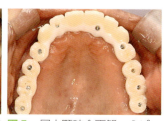
図7　同上顎咬合面観。3ピースの上部構造。

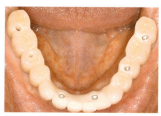
図8　同下顎咬合面観。1ピースの上部構造。

下顎無歯顎患者にロケーターを応用したオーバーデンチャー症例

36

高橋俊一郎（神奈川県開業）

症例の概要

初診：2012年4月
患者年齢および性別：77歳、男性
主訴：下顎総義歯が不安定で開口時に外れてしまう。

　患者は上下顎総義歯を装着しており、特に下顎において顎堤の吸収および口唇周囲組織の緊張により開口時に義歯床が転覆することから、ロケーターアバットメントを用いたインプラントオーバーデンチャーで補綴することにより、義歯床の維持安定を図ることとした。

処置内容とその根拠

　通法により治療義歯にて咬合と顎位の安定を図り、CTによるシミュレーションを行った。無歯顎症例において、よりパラレルにインプラントを埋入することと、外科的侵襲を少なくするためにNobelGuide®によるサージカルテンプレートを用いてフラップレスにて埋入手術を行った。下顎両側側切歯相当部にNobelSpeedy® Groovy RP φ4.0×13.0mmを2本埋入し、4ヵ月の治癒期間を経て、下顎総義歯の維持装置にロケーターアバットメントと0.7kgのリテンションディスクを用いて最終補綴に移行した。

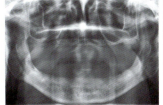 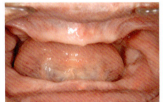 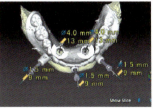 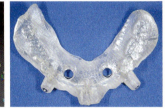

図1　術前のパノラマX線写真。　図2　同口腔内写真正面観。　図3　CTによるシミュレーションにて、サージカルテンプレートを設計。　図4　CTシミュレーションによるNobelGuide®用サージカルテンプレート。

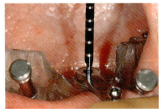 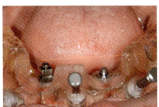 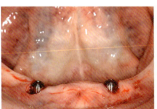 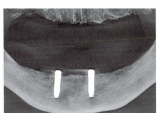

図5　NobelGuide®のドリルプロトコルに従い埋入手術を行った。　図6　インプラント埋入直後の口腔内写真。　図7　テンポラリーヒーリングアバットメントを装着し、フラップレスにて手術を終了した。　図8　インプラント埋入直後のパノラマX線写真。

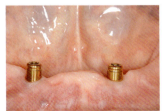 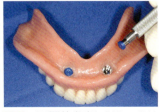 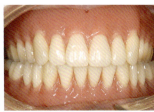 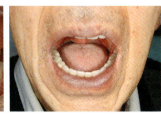

図9　埋入後4ヵ月、ロケーターアバットメントを装着した口腔内写真。　図10　下顎義歯床に0.7kgのリテンションディスクを装着。　図11　最終補綴装着時の上下顎総義歯。　図12　義歯装着開口時の写真。義歯床転覆の改善が認められる。

- 1章 Bone augmentation
- 2章 Sinus augmentation
- 3章 Peri-implantitis
- **4章 Computer aided surgery**
- 5章 Implant restoration
- 6章 Orthodontic implant
- 7章 Implant follow-up
- 8章 Immediate placement

37 コンピュータエイディッドサージェリーにより口腔機能および審美性の回復を求めたインプラント症例

武田聡史（香川県勤務）

症例の概要

患者は小柄な60歳の女性で、噛めるようにしてほしいとの主訴で2011年2月に来院した。12〜13年前に上顎を連結固定しており、臼歯部に義歯は入れていない。先欠もあって歯の位置も悪く、咬合干渉が臼歯部で起こり、歯周病と相まって欠損した結果、片咀嚼そして前噛みとなり、機能障害を起こしていた。患者は全顎的な治療を望まれたため、インプラントを用いた咬合再構成を行い、咬頭嵌合位の安定を図った。

処置内容とその根拠

上顎は総義歯とし、コンピュータエイディッドサージェリーにて7本のインプラントを埋入し即時荷重とした。2回目のプロビジョナルレストレーションで6ヵ月観察した結果、力のリスクは少なく、上顎前歯はポンティックで可能と判断した。顎位の診断にCPIを用いて問題のないことを確認し、クロスマウントして下顎、上顎の順で最終補綴に移行した。

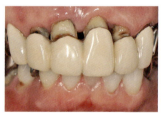

図1 初診時正面観。下顎前歯に突き上げられ、上顎前歯部に付着の喪失が認められた。

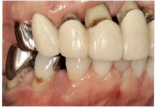

図2 同右側方面観。犬歯の関係はⅢ級で、臼歯部は咬合干渉が起こりやすい環境であった。

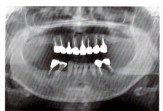

図3 初診時パノラマX線写真。下顎の前歯以外は歯周ポケットが4mm以上あった。

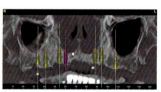

図4 総義歯を基準にして既存骨内に埋入位置を求めた。

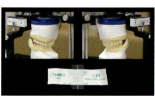

図5 プロビジョナルレストレーションを最大咬頭嵌合位でマウントして顎頭位を確認した。

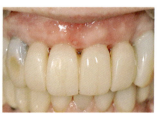

図6 結合組織移植の後、ポンティック基底面の調整を行った。

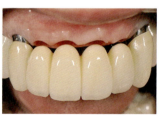

図7 ポンティックとしたため審美的なリスクも回避できた。

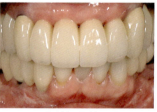

図8 最終補綴物装着時。下顎前歯はスリーインサイザルである。

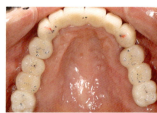

図9 犬歯のM型ガイドが臼歯部離解咬合には有利に働く。

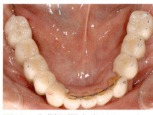

図10 左側下顎犬歯はラミネートベニアを装着。下顎前歯はMTMをした。

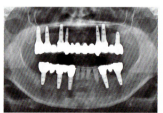

図11 治療終了時パノラマX線写真。ポンティックの対合は天然歯である。

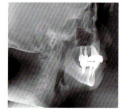

図12 Dolicho facialタイプであることから力のリスクは低いことが予想される。LFHは53°であった。

下顎無歯顎におけるノーベルガイドを用いたフラップレス手術によるAll-on-4

38

山崎義孝（京都府開業）

症例の概要

初診：2008年10月

患者年齢および性別：72歳、女性

主訴：27年前に埋入した下顎ブレードインプラントが動揺してものが噛めない。

X線所見：ブレードインプラントが下歯槽神経に近接。12年前の上顎インプラント手術時の骨移植のため、下顎オトガイ部に骨削除による欠損が認められる。

処置内容とその根拠

下歯槽神経を損傷しないように下顎インプラントを除去、3ヵ月後にノーベルガイドを用いて、フラップレスにてAll-on-4手術を行う。同日にプロビジョナルレストレーションを装着し、即時荷重させる。術直後は、$\overline{3|3}$部に咬合負荷が加わるようにし、6ヵ月間咬合調整と経過観察を行った後、$\overline{5|5}$部まで咬合負荷を与え、経過良好のため最終補綴をハイブリッドプロセラブリッジにて行った。このようなノーベルガイドを用いた下顎のAll-on-4の術式は、今後のインプラント治療の信頼性を高める有用な方法の1つの指標となると考える。

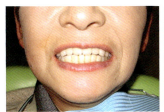 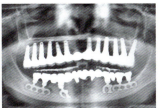 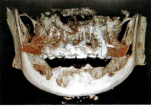 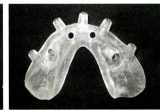

図1　術前写真。口角が下がり下顎正中線のズレが認められる。　図2　術前のパノラマX線写真。下顎管にブレードインプラントが近接している。　図3　術前のCT画像。ブレードインプラント除去3ヵ月後の下顎骨。　図4　ノーベルガイドを製作。

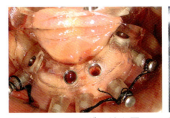 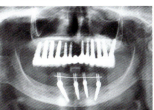 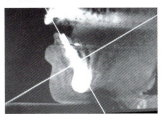 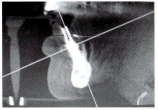

図5　ノーベルガイドを用いてフラップレスにてAll-on-4手術を行う。　図6　術直後、プロビジョナルレストレーション装着時のパノラマX線写真。　図7　術直後、左前歯部の唇舌CT画像。　図8　術直後、右前歯部の唇舌CT画像。

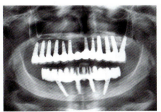 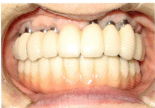 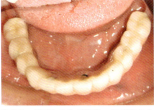 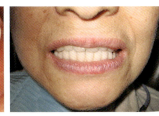

図9　術後3年経過、パノラマX線写真。インプラント周囲の骨吸収もなく安定した状態。　図10　術後3年経過、口腔内写真。咬合状態安定。口腔内環境良好。　図11　術後3年経過、下顎咬合面観。最終補綴物のハイブリッド硬質レジンの咬合面も良好。　図12　術後3年経過、前方面観。口角も上がり良好なスマイルライン。

1章 Bone augmentation
2章 Sinus augmentation
3章 Peri-implantitis
4章 Computer aided surgery
5章 Implant restoration
6章 Orthodontic implant
7章 Implant follow-up
8章 Immediate placement

5 Implant restoration

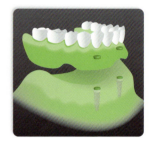

インプラント修復：
インプラント支持により歯や顎の一部、頭蓋顔面構造を回復あるいは置き換えるために使われる材料や補綴物。アバットメントおよび上部構造で構成され、クラウンブリッジ、ボーンアンカードブリッジ、オーバーデンチャーなどが頻用される。

今読むべきインパクトの高いベスト10論文

1 Buser D, Martin W, Belser UC. Optimizing esthetics for implant restorations in the anterior maxilla: anatomic and surgical considerations. Int J Oral Maxillofac Implants 2004;19 Suppl:43-61.
上顎前歯部におけるインプラント修復のための審美性の最適化：解剖学的および外科的考慮

2 Hebel KS, Gajjar RC. Cement-retained versus screw-retained implant restorations: achieving optimal occlusion and esthetics in implant dentistry. J Prosthet Dent 1997 ;77(1):28-35.
セメント固定 vs. スクリュー固定インプラント修復：インプラント歯科における理想的な咬合と審美性を達成するために

3 Glauser R, Sailer I, Wohlwend A, Studer S, Schibli M, Schärer P. Experimental zirconia abutments for implant-supported single-tooth restorations in esthetically demanding regions: 4-year results of a prospective clinical study. Int J Prosthodont 2004 ;17(3):285-290.
審美性が必要とされる部位における実験的ジルコニアアバットメントを使用したインプラント支持型単冠修復：4年の前向き臨床研究の結果

4 Scheller H, Urgell JP, Kultje C, Klineberg I, Goldberg PV, Stevenson-Moore P, Alonso JM, Schaller M, Corria RM, Engquist B, Toreskog S, Kastenbaum F, Smith CR. A 5-year multicenter study on implant-supported single crown restorations. Int J Oral Maxillofac Implants 1998 ;13(2):212-218.
インプラント支持型単冠修復物に関する5年の多施設研究

5 Naert I, Gizani S, Vuylsteke M, Van Steenberghe D. A 5-year prospective randomized clinical trial on the influence of splinted and unsplinted oral implants retaining a mandibular overdenture: prosthetic aspects and patient satisfaction. J Oral Rehabil 1999 ;26(3):195-202.
5年間の前向き無作為化臨床試験による、下顎インプラントオーバーデンチャーにおけるインプラント連結および非連結の影響の評価：補綴的側面と患者満足度

6 Becker W, Becker BE. Replacement of maxillary and mandibular molars with single endosseous implant restorations: a retrospective study. J Prosthet Dent 1995 ;74(1):51-55.
単独骨内インプラント修復による上下顎臼歯部の補綴：後ろ向き研究

7 Quirynen M, Naert I, van Steenberghe D, Teerlinck J, Dekeyser C, Theuniers G. Periodontal aspects of osseointegrated fixtures supporting an overdenture. A 4-year retrospective study. J Clin Periodontol 1991 ;18(10):719-728.
オーバーデンチャーを支持するオッセオインテグレーテッドインプラントの歯周病学的指標：4年経過の後ろ向き研究

8 Ganeles J, Rosenberg MM, Holt RL, Reichman LH. Immediate loading of implants with fixed restorations in the completely edentulous mandible: report of 27 patients from a private practice. Int J Oral Maxillofac Implants 2001 ;16(3):418-426.
下顎無歯顎における固定性補綴物を有するインプラントの即時荷重について：開業医からの27名の患者報告

9 Naert I, Gizani S, Vuylsteke M, van Steenberghe D. A 5-year randomized clinical trial on the influence of splinted and unsplinted oral implants in the mandibular overdenture therapy. Part I: Peri-implant outcome. Clin Oral Implants Res 1998 ;9(3):170-177.
下顎オーバーデンチャー治療での連結型と非連結型の口腔インプラントの影響に関する5年間のランダム化臨床試験　Part I：インプラント周囲の結果

10 Naert I, Quirynen M, Hooghe M, van Steenberghe D. A comparative prospective study of splinted and unsplinted Brånemark implants in mandibular overdenture therapy: a preliminary report. J Prosthet Dent 1994 ;71(5):486-492.
下顎オーバーデンチャー治療における、連結と非連結のブローネマルクインプラントの比較前向き研究：予備実験報告

3 審美性が必要とされる部位における実験的ジルコニアアバットメントを使用したインプラント支持型単冠修復：4年の前向き臨床研究の結果

目的：本前向き臨床研究は、焼結した高密度ジルコニア製の実験的インプラントアバットメントを用いたインプラント周囲の硬・軟組織の反応と、経時的破折抵抗性の評価を行った。

材料および方法：継続的治療を行った27名の、54本の単独インプラント症例を本研究の対象とした。ジルコニアインゴットをそれぞれ形成し、インプラント体にゴールドスクリューにて固定した。オールセラミッククラウン（Empress1）を、コンポジットセメントにて固定した。1年後および4年後の診査時、修復物に対する技術的な問題の評価を行った（アバットメントやクラウンの破折、アバットメントスクリューの緩み）。インプラントおよび隣在歯のModified Plaque Index（mPI）とSimplified Gingival Index（SGI）が記録され、インプラント周囲骨レベルをX線学的に評価した。

結果：27名中1名以外の53個の補綴装置は、アバットメントとクラウンの装着1年後に評価し、18名に装着された36個の補綴装置を、4年後に評価した。平均観察期間は装着後49.2ヵ月であった。アバットメントの破折は起きなかった。アバットメントスクリューの緩みは2つの補綴装置で観察され、それぞれ装着8ヵ月後と27ヵ月後であった。平均mPIは、アバットメントで0.4（標準偏差0.6）、隣在歯で0.5（標準偏差0.5）であり、平均SGIはアバットメントで0.7（標準偏差0.5）、臨在歯で0.9（標準偏差0.5）であった。平均辺縁骨吸収は、機能負荷4年後で1.2mm（標準偏差0.5）観察された。

結論：ジルコニアアバットメントは、前歯部および小臼歯部におけるインプラント支持型単冠修復の支持に対し、十分な安定性を提供した。ジルコニアに対する硬・軟組織への反応は、良好であった。

(Glauser R, Sailer I, Wohlwend A, Studer S, Schibli M, Schärer P. Int J Prosthodont 2004;17(3):285-290.)

9 下顎オーバーデンチャー治療での連結型と非連結型の口腔インプラントの影響に関する5年間のランダム化臨床試験 PartⅠ：インプラント周囲の結果

36名の無歯顎患者を対象に5年間の前向き研究を行い、下顎インプラントオーバーデンチャーを支持する連結型および非連結型維持装置の治療結果を調べた。症例はインプラントオーバーデンチャーに用いた維持装置の種類によって磁性アタッチメント、ボールアタッチメントあるいはバータイプのアタッチメントの3つのグループに分類され、抽出された患者は無作為に同人数で構成された3つのグループに割り当てられた。埋入された72本のインプラントのうち、免荷期間に脱落したインプラントは1本だった。その後の5年間におよぶ荷重期間において脱落したインプラントは認められなかった。磁性アタッチメントグループではボールアタッチメントグループと比較して有意に多量のプラークの蓄積を認めた。プロービング時の出血、辺縁骨の高さ、アタッチメントレベル、ペリオテスト®値の結果では、1年後および5年後それぞれの調査時に、グループ間で有意差が認められなかった。しかしながら、ペリオテスト®値は、5年後のほうが1年後より有意に低くなり、骨-インプラント界面の結合がより堅固になったことが示された。プロービング時の出血と辺縁骨喪失との間に相関関係は認められなかった。われわれはインプラントオーバーデンチャーを保持する2本のインプラントの連結状態は、インプラント周囲の結果に影響しないと結論づけた。

(Naert I, Gizani S, Vuylsteke M, van Steenberghe D. Clin Oral Implants Res 1998;9(3):170-177.)

39 インプラントを用いて咬合支持を獲得した症例

梯 智陽(滋賀県勤務)

症例の概要

初診:2009年10月

患者年齢および性別:44歳、女性

主訴:左下で噛めない。

　左側下顎大臼歯の欠損を長期間放置していたため、対合歯が挺出していた。クリアランスの確保と欠損部に対しストローマンインプラントを用い、その後ホワイトニングと審美補綴を行うことで咬合の回復、審美性の回復を行った。

処置内容とその根拠

　咬合支持獲得のため、6はストローマン3.3×10mmRN SP、7はストローマン4.1×10mmRN SPを埋入した。上顎左側臼歯部の挺出によりクリアランスが減少していたため、上顎左側大臼歯のクラウンレングスニングと角化歯肉獲得のためAPFを行った。3は口蓋側に転位し、また根尖病巣が大きく認められたため抜歯。審美修復を希望されていたため、プロビジョナルレストレーションにて顎位の安定を待ち、ホワイトニングが終了後、審美修復を行った。

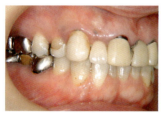
図1　初診時口腔内写真、右側方面観。

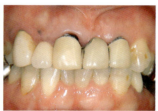
図2　同正面観。不良補綴が認められる。

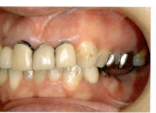
図3　同左側方面観。大臼歯部のクリアランス不足が認められる。

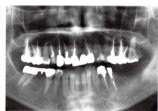
図4　初診時パノラマX線写真。

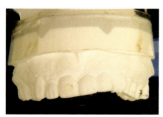
図5　模型上で上顎左側臼歯部が挺出しているのがわかる。

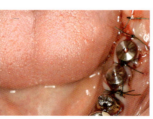
図6　67部にインプラント埋入。

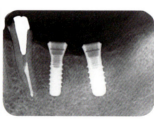
図7　埋入後デンタルX線写真。

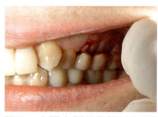
図8　上顎左側臼歯部にAPFによるクラウンレングスニングを行った。

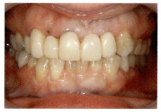
図9　プロビジョナルレストレーション装着時の正面観。

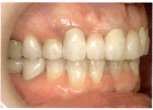
図10　最終補綴時の右側方面観。

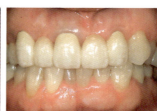
図11　同正面観。

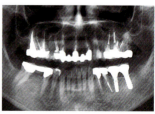
図12　治療終了後のパノラマX線写真。咬合平面が改善されている。

1章 Bone augmentation
2章 Sinus augmentation
3章 Peri-implantitis
4章 Computer aided surgery
5章 Implant restoration
6章 Orthodontic implant
7章 Implant follow-up
8章 Immediate placement

片側遊離端欠損症例にOPアンカーアタッチメントを利用したインプラント症例 40

柏原　毅（東京都開業）

症例の概要

初診：2006年12月
主訴：右下奥歯が痛い。
初診時歯式：

```
7 6 5 4     1 | 1 2     6
  7       2 1 | 1 2 3 4   7
```

術後歯式：

```
7 6 5 4     1 | 1 2     6
          ▲ 1 | 1 2 3 4   7
```

処置内容とその根拠

　最後臼歯を喪失し片側遊離端欠損症例となるとどうしても義歯を作製するうえで床の外形が反対側の歯になんらかの維持装置を求め、結果的に今まで使用していた義歯に比べて大きくなってしまうことも少なくない。しかし、近年義歯もメタルフリーのクラスプで審美的に改善されたものが使用され、審美的で最後臼歯を喪失したとしても、天然歯の症例でも残存歯にOPアンカーアタッチメントを使用して、旧義歯と大差ない補綴物を作製することができるようになってきたので、症例を提示する。

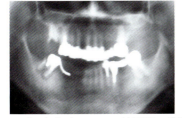
図1　初診時パノラマX線写真。7]抜歯を計画。

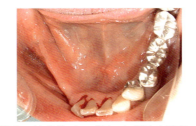
図2　抜歯後インプラント埋入を計画。

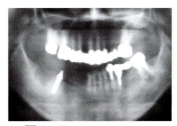
図3　[6]相当部にφ4.0×10mmのインプラントを埋入し3ヵ月後、OPアンカーアタッチメントを装着したパノラマX線写真。

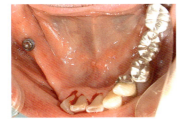
図4　OPアンカーアタッチメント装着時の口腔内写真。

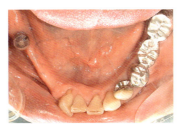
図5　OPアンカーアタッチメントの上部に即重レジンで作製したキャップを試適。

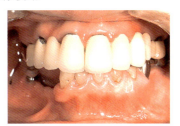
図6　OPアンカーキャップが対合歯と当たらないことを確認し、そのままで義歯の印象。

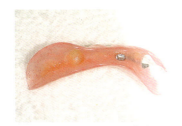
図7　完成したノンクラスプデンチャー。

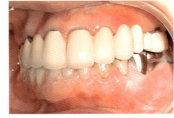
図8　ノンクラスプデンチャーに即時重合レジンでOPアンカーキャップを装着。

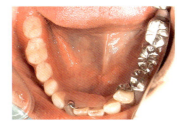
図9　ノンクラスプデンチャー装着時の口腔内写真。

41 e.max CADスーパーストラクチャーソリューションにより行った臼歯部の欠損症例

草間幸夫（東京都開業）

症例の概要

上顎小臼歯部、および下顎大臼歯部の欠損症例にcamlogインプラントを遅延埋入し、ヒーリング期間を経て印象採得を行った。

camlogのTitan Baseを基台として嵌まり込むホールがプレ加工されたIPS e.max CADスーパーストラクチャーソリューション用A16ブロックをCAD/CAMで加工し、アバットメントクラウンとしてスクリューリテインのクラウンを製作し、耐久性などの検討を行った。

処置内容とその根拠

製作過程ではCAD/CAMでのデザインがポイントとなる。CEREC inLab Ver 4.2 SWでは、サブジンジバルカントゥアの編集機能が拡大し、適切なエマージェンスプロファイルを獲得できる。また、ミリング直後のブルーステートで口腔内試適ができ、咬合やコンタクトの確認のみならず、エマージェンスプロファイルの適否をクリスタライゼーション前に確認・修正することが可能である。

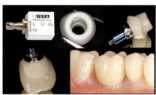
図1 2008年に上市したSirona社のZir-mesoとTitan-Base。

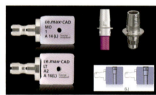
図2 2014年、Zir-mesoと同じコンセプトでe.max CAD Aブロックが登場。

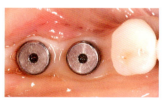
図3 ⑦⑥部に径4.3mmのcamlogインプラントを埋入。

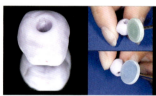
図4 ミリング後のe.max CAD A16ブロック、シリコーンで研磨仕上げをする。

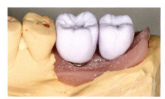
図5 模型上で咬合や隣接コンタクトの調整を行う。

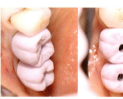
図6 ブルーステートでの口腔内試適、歯肉への適合を確認できる。

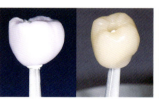
図7 試適を終え、クリスタライゼーション焼成を行う。

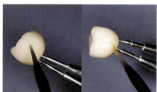
図8 ステイン・グレーズ焼成を行い歯牙色の再現を行う。

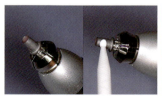
図9 camlog Titan-Baseにサンドブラストとプライマー処理して接着する。

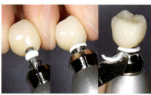
図10 しっかりと圧接して半硬化後に余剰セメントをカットする。

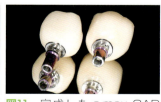
図11 完成したe.max CADのスクリューリテインクラウン。

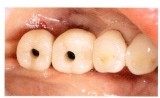
図12 咬合などのチェックを行い規定のトルクで締める。後日ホールをCGで塞ぐ。

Blade Vent Implant —50年の足跡—

42

小嶋榮一（東京都開業）

症例の概要

患者は、初診時（1984年）41歳の女性。上顎両側臼歯部欠損部に局部床両側遊離端義歯を装着していたが、「どうしても入れていられない」とのことで来院。臼歯部の義歯は、咬合圧に耐えるために可及的に大きくせざるを得ない場合があるが、その大きさに患者が慣れるのに大変な苦労を要する。義歯補綴の大きさや装着感に関して、歯科インプラント治療のほうが有利になることがある。

処置内容とその根拠

私は歯科インプラント治療を日常臨床に応用するようになって50年が経過するが、インプラント治療を行う症例においては、患者に対してインフォームドコンセントを得ることが重要であると考える。また、インプラント治療を行ううえで心に留めていることを以下に記す。

・患者に除去する可能性もあることを話しておく。
・予後不良の場合は、可及的に早く処置をする。
・義歯補綴治療の知識・技術も向上させる。
・自分が診た患者と一生付き合う気持ちで接する。

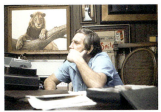
図1　1974年10月、Dr. Linkowのところで口腔インプラント治療のフィロソフィーと技術を学んだ。

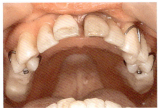
図2　1984年3月、初診時口腔内写真。

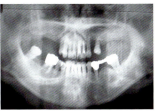
図3　同パノラマX線写真。

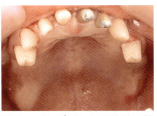
図4　インプラント埋入前、前処置後口腔内写真。

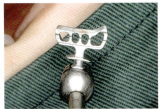
図5　右側上顎臼歯部欠損部へ埋入する前のBlade Vent Implant。

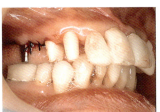
図6　右上インプラント埋入後口腔内写真。

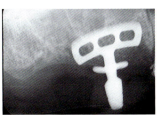
図7　同部X線写真。

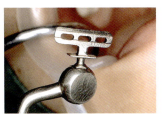
図8　左側上顎臼歯部欠損部へ埋入する前のBlade Vent Implant。

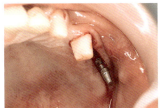
図9　左上インプラント埋入後口腔内写真。

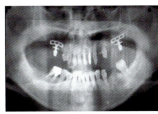
図10　上顎両側欠損部へのインプラント埋入後パノラマX線写真。

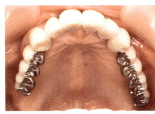
図11　術後口腔内写真。

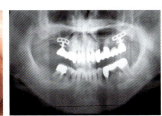
図12　術後パノラマX線写真。

1章 Bone augmentation
2章 Sinus augmentation
3章 Peri-implantitis
4章 Computer aided surgery
5章 Implant restoration
6章 Orthodontic implant
7章 Implant follow-up
8章 Immediate placement

43 インプラントを用いた咬合再構成症例

塩山秀哉（鹿児島県開業）

症例の概要

初診：2005年11月
患者年齢および性別：64歳、女性
主訴：奥歯で噛めない。左顎が痛むことがある、左側顎関節にクリックがある。

両側の臼歯部に欠損があり、そのまま放置したため顎位が変化し顎関節にも問題が起きていた。臼歯部にインプラントを埋入し、プロビジョナルレストレーション装着後、顎関節の治療を含めて咬合再構成を行った。

処置内容とその根拠

基礎資料を採取し、診査・診断を行った後、下顎両側臼歯部にBIOMET3iインプラントを埋入。テンポラリークラウンを装着し、顎関節症の治療を行って安定を確認した。診断用のワックスアップを行い、プロビジョナルレストレーション装着後、最終補綴物に移行した。その1年後、根管治療時から不安があった|4が歯根破折したため抜歯後即時にてインプラントを埋入し、上部構造を装着した。現在術後3年経過、月1回のメインテナンスを行っているが、良好な経過を得ている。

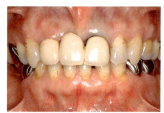 図1 初診時正面観。
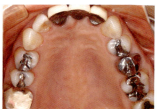 図2 同上顎咬合面観。
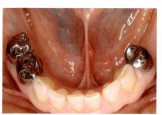 図3 同下顎咬合面観。
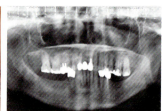 図4 同パノラマX線写真。

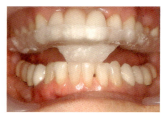 図5 顎関節治療リポジショニングアプライアンスを夜間のみ装着。
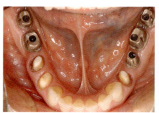 図6 カスタムアバットメント装着。下顎両側臼歯部にBIOMET3iインプラントを埋入し、カスタムアバットメントを装着した。
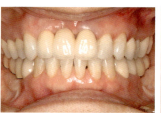 図7 最終補綴物装着時正面観。
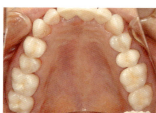 図8 同上顎咬合面観。

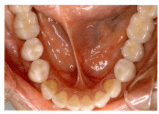 図9 同下顎咬合面観。
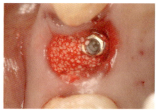 図10 |4が歯根破折したため抜歯後即時にてインプラントを埋入。
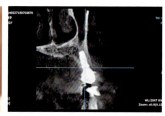 図11 術後3年のCT画像。
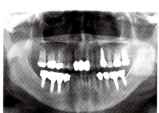 図12 同パノラマX線写真。経過は良好に推移している。

当施設の15年間で脱落したインプラントに関する調査 44

鈴木郁夫(神奈川県開業)

症例の概要

本調査は、2012年までの15年間に当施設で、ブローネマルクおよびリプレイスセレクトインプラントを埋入した患者のうち、2011年10月～2012年10月までの1年間でリコールに応じて来院した患者を対象とした。157例、458本の同一の術者により埋入されたインプラントの調査を実施した。そして、インプラント体の喪失状況をその予後因子として考えられる10項目について単変量および多変量ロジスティック回帰分析を行った。

処置内容とその根拠

458本のうち19本(4.1%)のインプラント体が脱落したが、単変量と多変量解析を用いた結果、男性のほうが女性よりインプラントの脱落が多く(P=0.022)、補綴設計ではインプラントオーバーデンチャーの症例が単冠補綴や連結冠もしくはブリッジに比べて統計学的には不利であることが認められた(P=0.001)。

1. 性別
2. 年齢
3. 埋入部位
4. インプラント体の種類
5. サイズ
6. 初期固定(埋入トルク、共振周波分析)
7. 骨造成の有無
8. 補綴設計
9. 全身疾患の有無
10. 喫煙の有無

図1 本調査の10項目。

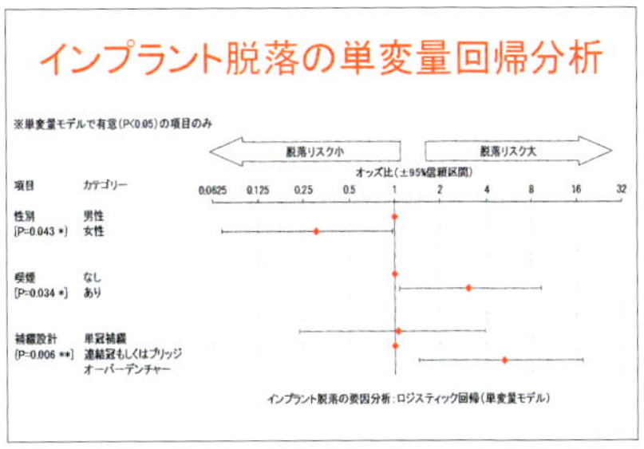

図2 脱落の単変量解析にて、性別、補綴設計、喫煙で有意差が認められた。

男性81例、女性76例の患者に458本のインプラント治療を施したが、そのうちの脱落した19本のインプラントは、男性15本(脱落割合6.0%)、女性4本(1.9%)であり、男女間に統計学的な有意差を認めた(P=0.022)

図3 性別での多変量回帰分析において統計学的な有意差を認めた。

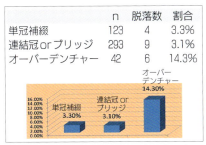

	n	脱落数	割合
単冠補綴	123	4	3.3%
連結冠 or ブリッジ	293	9	3.1%
オーバーデンチャー	42	6	14.3%

図4 オーバーデンチャーが有意に多く脱落していた(P=0.001)。

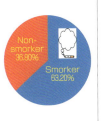

全体の157例の中で、喫煙率は54例(34.4%)であるが、19本の脱落したインプラント12本(63.2%)が喫煙者で、残りの7本(36.8%)が非喫煙者であった

図5 インプラント脱落症例の喫煙率(単変量回帰分析)。

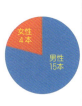

	脱落			単変量モデル		
	n	個数	割合	OR	95%CI	P値
喫煙なし	288	7	2.4%		-	-
喫煙あり	170	12	7.1%	3.041	(1.078、9.313)	0.034

	多変量初期モデル			
	n	OR	95%CI	P値
喫煙なし	288		-	-
喫煙あり	170	2.129	(0.778、5.820)	0.141

図6 男性の喫煙率が高く、性別の効果を調整した結果、有意差はなくなった。

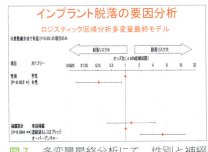

図7 多変量最終分析にて、性別と補綴設計の2項目が影響していた。

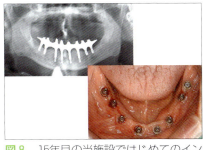

図8 15年目の当施設ではじめてのインプラント患者。

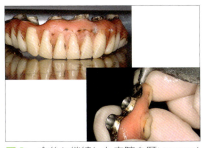

図9 今後も継続した来院を願いつつメインテナンス治療を実施。

45 インプラント埋入における垂直的位置関係を決定する条件

武井賢郎(長野県開業)

症例の概要

患者は65歳、男性。8年前に前医にて上顎可撤性義歯の施術を受けるも、違和感を主訴に来院。上顎欠損部歯槽堤と下顎咬合面とのクリアランスがなく、下顎臼歯部の挺出、上顎前歯部の前突が疑われる。顎関節に異常はないが、下顎位、咬合高径、咬合平面、前歯の歯軸や位置関係などが不明である。全顎治療を施すうえで参考となる解剖学的な指標に乏しく、咬合再構成に困難をきわめる症例である。

処置内容とその根拠

咬合再構成は、垂直的には正中線、水平的には咬合平面が基準となる。下顎位が安定し、咬合高径が決定していることが咬合平面を設定する際の最低条件となる。スタディモデルによる診査・診断、診断用ワックスアップ、プロビジョナルレストレーションの口腔内装着後、試行錯誤を繰り返し、咬合平面を設定することは重要なステップである。この時点で、はじめてインプラントの垂直的なポジションが決定される。

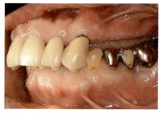
図1 咬合高径の低下、下顎位の偏位、残存歯の挺出、上顎前歯の唇側傾斜が疑われる。

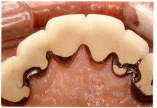
図2 臼歯部崩壊により、上顎前歯の突き上げが認められる。

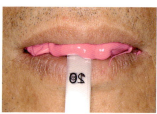
図3 リーフゲージによりCRバイトを採得し、最小限のバイトアップをする。

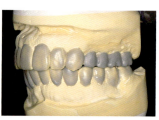
図4 診断用ワックスアップ。水平面の基準である咬合平面の模索が重要である。

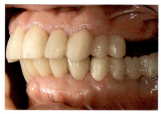
図5 レジンプロビジョナルを装着し、試行錯誤しながら咬合高径を決定する。

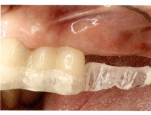
図6 咬合平面が確立し、はじめてインプラントの垂直的なポジションが決定する。

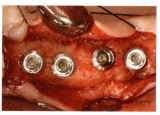
図7 水平的な位置関係の確立はステントを用いることで容易となる。

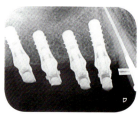
図8 犬歯の歯軸傾斜が著しく、根尖部での接触に注意する。

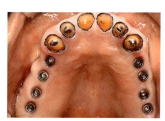
図9 全顎印象。精密な印象が求められ、適合が補綴物の予後を左右する。

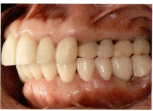
図10 プロビジョナルレストレーションを装着し、下顎位の安定、咬合接触関係、審美性を模索する。

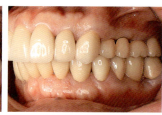
図11 最終修復物を装着。審美性と機能性を獲得できた。

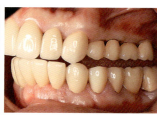
図12 インプラントに側方応力を与えないように臼歯離開咬合は必須条件である。

長寿社会に向けた磁性アタッチメント専用ミニインプラントの有用性

46

田中譲治（千葉県開業）

症例の概要

患者は65歳、男性。下顎義歯の維持安定不良により来院した。患者への説明と同意により2本支台のインプラントオーバーデンチャーを計画。CT検査により骨幅が狭く、骨整形により骨幅を得ることも考えられたが、顎堤保全を考慮して骨整形せずに磁性アタッチメント専用ミニインプラント（以下MIP）の使用を選択した。約3ヵ月の免荷期間後、新義歯を製作し磁性アタッチメントを使用したところ、維持・安定も良く経過は良好である。

処置内容とその根拠

磁性アタッチメントには、維持力の減衰がないので定期的なアタッチメント交換や調整が必要ないという大きな利点がある。長寿社会を迎え、一生涯通院できるとは限らない。また、認知症にともなう咬傷の問題などを考慮すると小型でシンプルで取り外しも楽な磁性アタッチメントはすぐれた維持装置と考えられる。MIPの利用によりインプラント適応症を大幅に広げ、欠損のある患者の咀嚼改善、そして健康長寿につながると感じられた。

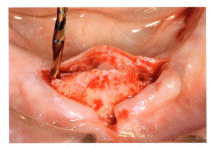

図1 MIP（愛知製鋼社製）の使用を計画。骨幅が狭いが骨整形せずに適応となる。

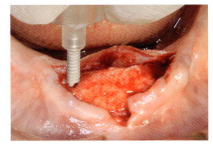

図2 インプラント窩形成後、アンプルのキャップを利用して手指で挿入。

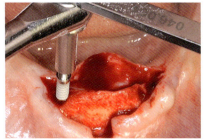

図3 ラチェットを用い埋入ツールにてインプラントが自立するまで埋入する。

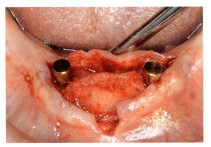

図4 キーパー装着後、キーパーホルダーにてラチェットでキーパーごと埋入。

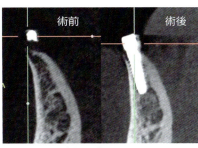

図5 骨幅が狭いが問題なく埋入することができた（φ2.6×10mm、プラトン）。

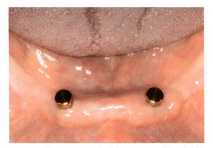

図6 約3ヵ月の免荷期間経過後、新義歯の製作を行う。

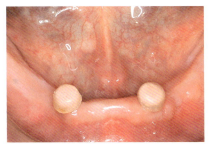

図7 辺縁を調整したレジンキャップ付マグネットを吸着させ、義歯の印象採得。

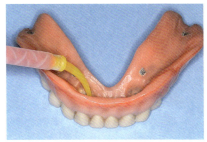

図8 弾性材料（ソフリライナー）にてピックアップし、辺縁の修正により完成。

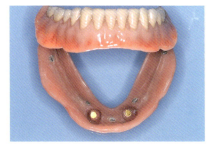

図9 マグネットインプラントオーバーデンチャーが完成される。経過良好。

47 インプラントオーバーデンチャーのさまざまなアタッチメントの考察

鳥居秀平(兵庫県開業)

症例の概要

症例1：他院にて上顎インプラントドルダーバーアタッチメント総義歯、下顎ボーンアンカードフルブリッジ補綴装着後15年より、数回の上顎義歯破損を経験。そのため咬合挙上、金属歯置換、アタッチメント交換にて安定を得た。固定式ブリッジに対合するインプラントオーバーデンチャーの長期使用による破損を強固に補強するため咬合挙上させ床を厚くし、レジン歯を金属歯に置換した。アタッチメントを交換し、把持力の劣化を補った。

症例2：8年前に上下顎天然歯支台マグネットアタッチメント総義歯を製作したが不安定となり、費用、審美的、精神的観点から上顎4本、下顎2本のロケーターアタッチメントインプラント総義歯を粘膜面の調整を必要としつつ安定を得た。強度、把持力、安定性、操作性などの利点からドルダーバーを勧めたが、アタッチメントの審美性の問題を訴え、ロケーターアタッチメントとした。慎重な総義歯製作であっても義歯のたわみなどから粘膜面の調整が数回必要であった。

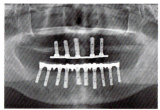 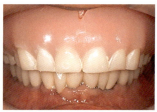 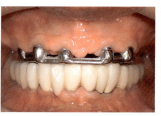 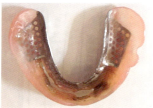

図1 症例1：63歳、男性。1995年米国の開業医にて上下インプラント補綴。上顎総義歯破折にて来院した。

図2 上顎はドルダーバーアタッチメント総義歯、下顎はボーンアンカードフルブリッジ。

図3 義歯内のバーの審美性について問題意識はない。

図4 15年間経過良好であった義歯の破折、修理(特に前歯部の床穿孔)を当院にて繰り返した。

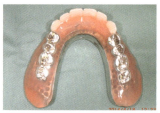 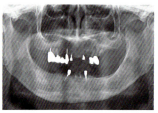 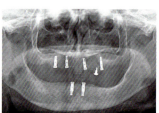 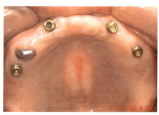

図5 義歯を新製するも破折を繰り返すため、咬合挙上して穿孔部を厚くし、金属歯に置換した。

図6 症例2：73歳、女性。天然歯マグネットオーバーデンチャー製作後7年経過パノラマX線写真。

図7 上顎4本、下顎2本ブローネマルクシステム Mk Ⅲ Groovy 埋入。費用、清掃性より上部構造に義歯を選択した。

図8 義歯を外した時の審美性の問題から、バーではなくロケーターアタッチメントを選択した。

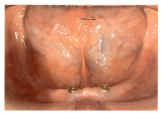 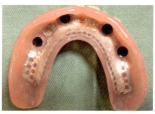 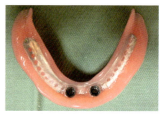 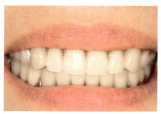

図9 総義歯製作に準じて個人トレーにて筋形成を行い、慎重に印象採得を行った。

図10 ノーベル ロケーター・リテンションディスクは把持力が最弱のもので十分であった。

図11 義歯粘膜面の調整を数回必要とした。

図12 着脱時の両方において満足の得られる補綴物を提供することができた。

咬合崩壊した患者に対するインプラントを用いた咬合再構成症例

48

若松義昌（茨城県開業）

症例の概要

患者は51歳、男性。2008年8月に前歯部補綴物の脱離を主訴に来院。脱離した前歯部は残根状態で歯肉縁下う蝕が認められた。多数のう蝕歯や欠損のため、咬合支持のない状態であった。広範囲に補綴治療をする必要性があるため、顎位を客観的に評価し、それに基づき治療咬合を設定。顎位の決定にあたりフェイスボウトランスファー、CRマウントした咬合器上で検討した。顎位の支持として下顎欠損部にインプラントを埋入した。

処置内容とその根拠

咬合器上で検討した治療咬合の顎位で診断用ワックスアップを行った。そこからプロビジョナルレストレーションと診断用テンプレートを製作し、インプラントを埋入した。前歯部縁下う蝕には歯根延出と外科的歯冠長延長術でフェルールを確保し、補綴物の長期安定を図った。プロビジョナルレストレーションで清掃性と咬合の安定を確認し、最終補綴へと移行。4ヵ月ごとのメインテナンスを持続し、現在3年半経過しているが良好な状態を維持している。

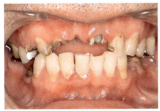 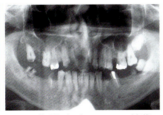 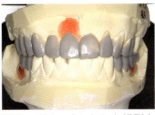 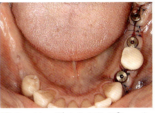

図1　初診時口腔内写真。口腔清掃状態は不良で、前歯部は縁下う蝕が認められる。

図2　初診時パノラマX線像。多数のう蝕歯や残根歯があり咬合支持がない状態。

図3　CRマウントした模型上で治療用顎位を決定し診断用ワックスアップを行った。

図4　サージカルテンプレートを用いて、下顎臼歯部にインプラントを埋入。

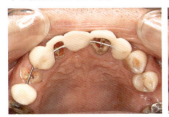 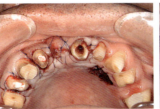 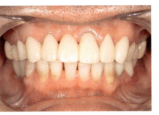 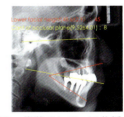

図5　上顎前歯部縁下う蝕があった部位に対しフェルール確保のため、Extrusionを行った。

図6　さらに、外科的歯冠長延長術と歯肉幅が足りない欠損部にCTGを行った。

図7　機能性や清掃性に問題がないことをプロビジョナルレストレーションで確認。

図8　術後のセファロ分析。咬合高径や咬合平面は基準値内であった。

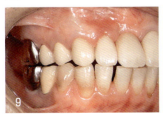 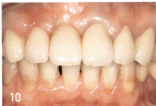 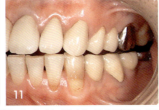 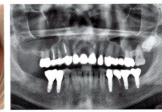

図9〜11　最終補綴物装着後3年経過時の口腔内写真。4ヵ月ごとのメインテナンスを維持している。良好な咬合接触状態であり、側方運動時は犬歯でガイドし、臼歯部離開咬合が得られている。

図12　同パノラマX線像。インプラント周囲に炎症や異常な骨吸収像は認められない。

Orthodontic implant

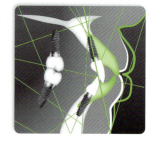

矯正用インプラント：
直径1～2mm、長さ5～10mm程度の歯科矯正用アンカースクリュー。顎骨に植立し固定源とすることで、従来の方法では難しかった三次元的な歯牙移動のコントロールが可能となり、治療期間が短縮できる。

今読むべきインパクトの高いベスト10論文

1 Cheng SJ, Tseng IY, Lee JJ, Kok SH. A prospective study of the risk factors associated with failure of mini-implants used for orthodontic anchorage. Int J Oral Maxillofac Implants 2004;19(1):100-106.
矯正用アンカーとして用いたミニインプラントの脱落を引き起こすリスクファクターの前向き研究

2 Park HS, Jeong SH, Kwon OW. Factors affecting the clinical success of screw implants used as orthodontic anchorage. Am J Orthod Dentofacial Orthop 2006;130(1):18-25.
矯正用アンカーとして用いたスクリューインプラントの臨床的成果に影響を及ぼす要因

3 Kuroda S, Sugawara Y, Deguchi T, Kyung HM, Takano-Yamamoto T. Clinical use of miniscrew implants as orthodontic anchorage: success rates and postoperative discomfort. Am J Orthod Dentofacial Orthop 2007;131(1):9-15.
矯正用アンカーとしてのミニスクリューインプラントを使用した臨床：成功率と術後の不快指数

4 Motoyoshi M, Hirabayashi M, Uemura M, Shimizu N. Recommended placement torque when tightening an orthodontic mini-implant. Clin Oral Implants Res 2006;17(1):109-114.
矯正用ミニインプラント締め付け時の推薦される埋入トルク

5 Büchter A, Wiechmann D, Koerdt S, Wiesmann HP, Piffko J, Meyer U. Load-related implant reaction of mini-implants used for orthodontic anchorage. Clin Oral Implants Res 2005;16(4):473-479.
矯正用アンカーとして使用したミニインプラント荷重関連のインプラント反応について

6 Motoyoshi M, Yoshida T, Ono A, Shimizu N. Effect of cortical bone thickness and implant placement torque on stability of orthodontic mini-implants. Int J Oral Maxillofac Implants 2007;22(5):779-784.
矯正用ミニインプラントの安定性における皮質骨の厚みとインプラント埋入時トルクの効果について

7 Kim HJ, Yun HS, Park HD, Kim DH, Park YC. Soft-tissue and cortical-bone thickness at orthodontic implant sites. Am J Orthod Dentofacial Orthop 2006;130(2):177-182.
矯正用インプラント部の軟組織と皮質骨の厚みについて

8 Tseng YC, Hsieh CH, Chen CH, Shen YS, Huang IY, Chen CM. The application of mini-implants for orthodontic anchorage. Int J Oral Maxillofac Surg 2006;35(8):704-707.
矯正用アンカーとしてのミニインプラントの応用

9 Motoyoshi M, Inaba M, Ono A, Ueno S, Shimizu N. The effect of cortical bone thickness on the stability of orthodontic mini-implants and on the stress distribution in surrounding bone. Int J Oral Maxillofac Surg 2009;38(1):13-18.
矯正用ミニインプラントの安定性と周囲骨のストレス分布における皮質骨の厚みの効果について

10 Chen Y, Kyung HM, Zhao WT, Yu WJ. Critical factors for the success of orthodontic mini-implants: a systematic review. Am J Orthod Dentofacial Orthop 2009;135(3):284-291.
矯正用ミニインプラントの成功についての重要要因：システマティックレビュー

4 矯正用ミニインプラント締め付け時の推薦される埋入トルク

　矯正治療用アンカーとして大臼歯部頬側骨に埋入する、ミニインプラントのより良好な成功率を得るうえで適切な埋入トルクを決定するために、インプラント埋入トルク(IPT)を測定した。被験者は、チタン製ミニインプラントの埋入手術を施行した41名の矯正患者(124本のインプラント)で、平均年齢24.9歳(標準偏差6.5歳)であった。IPTのピーク値はトルクスクリュードライバーを用いて計測した。124本のミニインプラントアンカーの成功率は85.5%であった。平均IPTはインプラントの部位により7.2～13.5Ncmの範囲にわたっていた。上顎と下顎のIPTの間に有意差が認められた。意外なことに下顎のIPTは成功群より失敗群のほうが有意に高いことが認められた。したがって、値の高いIPTは、つねに使用するべきではない。われわれの失敗したリスク割合の計算によると、直径1.6mmのミニインプラントの成功率を上げるために、推奨されるIPTは5～10Ncmの範囲であった。

　　　　　　　　　　(Motoyoshi M, Hirabayashi M, Uemura M, Shimizu N. Clin Oral Implants Res 2006 ;17(1):109-114.)

9 矯正用ミニインプラントの安定性と周囲骨のストレス分布における皮質骨の厚みの効果について

　65名の矯正患者を対象にミニインプラント埋入部の皮質骨の厚み(CBT)を評価し、ミニインプラントの成功率と正比例していることが認められた。ミニインプラントの成功率は、CBT≧1.0mmにて有意に高かった。CBTの生体力学的影響を分析するために、有限要素モデルを0.25mm間隔で0.5～1.5mmの厚みまで作製した。海綿骨をともなわない皮質骨モデルは海綿骨吸収後の皮質骨上での生体力学的影響を分析するために組み立てられた。CBTは海綿骨内の応力に影響したが、皮質骨内の応力には直接的に影響していなかった。CBT＜1mmにおいて、海綿骨モデルには6MPa以上のミーゼス応力が出現し、海綿骨をともなわない皮質骨では28MPa以上のミーゼス応力が出現した。CBTが厚いほどミニインプラント成功率は高かった。形態計測的研究と数理シミュレーション検証により、1mmの臨床的CBT閾値がミニインプラントの成功率を上昇させることが立証された。

　　　　　　　　　　(Motoyoshi M, Inaba M, Ono A, Ueno S, Shimizu N. Int J Oral Maxillofac Surg 2009 ;38(1):13-18.)

49 インプラントアンカーを用いたインターディシプリナリーアプローチ

砂盃　清（群馬県開業）

症例の概要

初診：2005年4月

患者年齢および性別：68歳、女性

主訴：インプラント治療の話を聞きたい（友人歯科医師より紹介）。

口腔内所見：|3 4 5 6 7欠損。

　左側の咬合崩壊により、咬合高径の低下、上顎前歯の突き上げ・動揺・離開。中等度歯周炎。約3年前より外出時のみ審美性を考え、部分床義歯を使用していた。

処置内容とその根拠

　歯周初期治療終了後、あらかじめ予想されうる位置にStraumannインプラントを4本埋入。約3ヵ月の免荷期間後、オッセオインテグレーションしたインプラントに上部構造のプロビジョナルレストレーション（スクリューリテイン）を装着。インターディシプリナリーアプローチとして、矯正医による約5ヵ月間の矯正治療を行った。咬合の安定を確認し、スクリューリテインの最終補綴物に交換。上顎前歯と口唇の関係も改善し、メインテナンスを行って8年経過、インプラント周囲骨や軟組織・咬合は安定している。

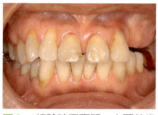 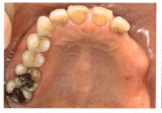 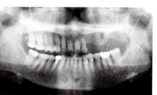 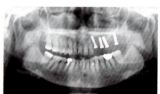

図1　初診時正面観。上顎前歯の突き上げ・動揺・離開。外出時のみ審美性を考え、部分床義歯を使用。

図2　同上顎咬合面観。上顎左側は7～8年前より歯牙欠損。

図3　初診時、パノラマX線写真。左側臼歯部の咬合崩壊により通常の矯正治療は困難。

図4　Straumannインプラント4本埋入後のパノラマX線写真。

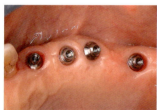 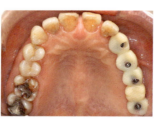 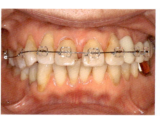 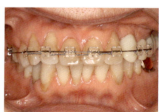

図5　オッセオインテグレーション後オクタアバットメントを35Ncmにて連結。

図6　プロビジョナルレストレーション（スクリューリテイン）を装着した、上顎咬合面観。

図7　インプラントをアンカーとした矯正治療開始時の正面観。

図8　矯正治療終了時の正面観。上顎前歯部のフレアーアウトなどが改善。

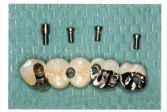 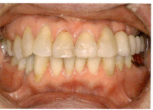 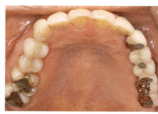 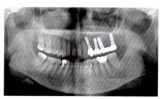

図9　咬合の安定を確認し、スクリューリテインの最終補綴物を製作。

図10　上部構造装着8年経過後の正面観。咬合は安定し、軟組織も良好。

図11　同上顎咬合面観。

図12　同パノラマX線写真。インプラント周囲骨は安定している。

第二大臼歯近心傾斜を MTM によってアップライトし、インプラントを埋入した症例

50

井澤篤義（静岡県開業）

症例の概要

患者は62歳、女性。2009年6月に6̲欠損にともなう8̲7̲近心傾斜による咀嚼障害を主訴に来院。6̲は20歳代にう蝕にて欠損に至り、長年放置されていた。特記すべき既往歴はなし。

処置内容とその根拠

欠損部位を長期に放置したため、遠心部の歯牙が近心傾斜してしまい、本症例では8̲抜歯後、7̲をアップライトし6̲部にインプラント埋入スペースを与えた。アップライト法としてDBSとミニスクリューインプラントを比較検討した。

対合する7̲は若干低位であり、DBSにおける咬合干渉がなく、反対に受動的挺出を期待できること、ミニスクリューインプラントでは動的治療期間の短縮は望めるが、埋入位置が8̲抜歯窩付近となり数ヵ月間の待時埋入を余儀なくされることから、DBSによるアップライトとした。

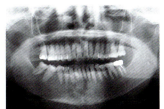

図1　初診時パノラマX線写真。8̲7̲近心傾斜。

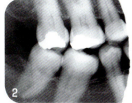

図2、3　初診時デンタルX線写真および右側臼歯部咬合。7̲は咬合平面に対し低位かつ8̲7̲遠心辺縁隆線部のみの咬合。

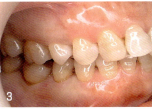

図4　下顎右側大臼歯近心傾斜。6̲欠損長期放置による近心傾斜。

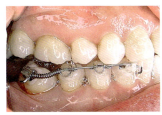

図5　7̲5̲4̲3̲にDBS、オープンコイルも併用。

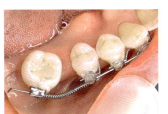

図6　装置は安価でかつ歯周組織や咬合の改善のため、受動的挺出を期待しDBS。

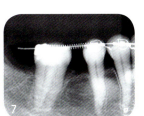

図7、8　MTM開始後1ヵ月経過時のデンタルX線写真および4ヵ月経過時の口腔内。6̲部に徐々にスペースができ、7̲のローテーションも改善がみられる。

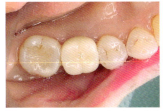

図9　アストラテックインプラント 直径4.5mm、長さ13mm 埋入後エステニアクラウン仮着セメントにて装着。

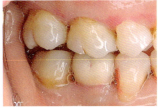

図10　最終補綴装着後右側方面観。7̲部咬合はやや甘い。

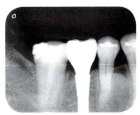

図11　最終補綴装着後。埋入トルク30Ncm、ISQ値66。

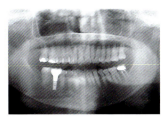

図12　最終補綴装着後3年経過時。経過は良好で安定している。

51 IPインプラントと矯正治療を応用したフルマウスリコンストラクション症例

石井弘之（香川県開業）

症例の概要

初診時、患者は重度の歯周炎に罹患しており、歯の位置異常をともなう咬合高径の低下が認められた。また、フレアーアウトした上顎前歯を含め、ホープレスの歯も多数存在していた。矯正とインプラントを用いて咬合崩壊を再建する治療計画を立案し、Kois Dento-Facial AnalyzerとGoAにより顎位を決定し、適切なオクルーザルコンタクトを補綴物に与えた。

処置内容とその根拠

上顎はミニインプラントを用いたプロビジョナルの遅延荷重にし、約7ヵ月の免荷期間後に埋入していたインプラントのISQ値を測定。十分な数値が得られていたので、セカンドプロビジョナルをインプラントレベルで製作した。下顎は初期治療後にインプラント埋入と矯正治療を行った。最終補綴物製作にあたってKois Dento-Facial AnalyzerとGoAにより顎位を決定し、上下第一大臼歯とガイドに重要な上顎犬歯はセラミックス冠を用い、PIBチタン・ハイブリッドに仮着するようにした。

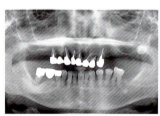
図1　初診時パノラマX線写真。重度歯周炎のため、上顎はすべて保存不可能な状態であった。

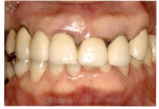
図2　同口腔内。深いポケットと動揺が認められた。

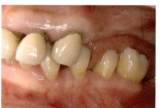
図3　同左側側方面観。歯周病により著しい歯の位置異常が認められた。

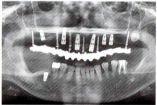
図4　インプラント埋入時。IPインプラントを用いて機能回復を行った。

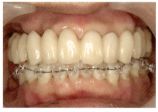
図5　下顎は矯正治療を行った。

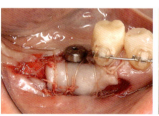
図6　インプラント周囲の角化歯肉を獲得するためFGGを行った。

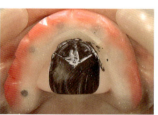
図7　ゴシックアーチにて顎位を採得した。

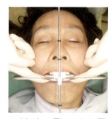
図8　Kois Dento-Facial Analyzerを用いて最終補綴物を作製した。

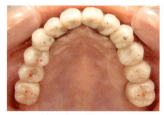
図9　第一大臼歯にはABCコンタクトを可及的に付与。

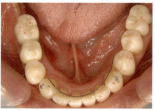
図10　オクルーザルコンタクトを緊密に付与し犬歯誘導とした。

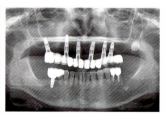
図11　最終補綴物装着時のパノラマX線写真。

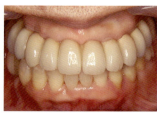
図12　治療終了時の口腔内。歯肉の炎症は改善されている。

重度歯周炎患者に対しインプラントを用いて口腔機能を回復した症例

52

岡田　淳（栃木県開業）

症例の概要

患者年齢および性別：61歳、男性
主訴：咀嚼障害。
既往歴：副鼻腔炎にて上顎洞根治術、C型肝炎。
現病歴：重度歯周炎、喫煙。
所見：上顎は著しい歯槽骨の吸収と上顎洞根治術後の解剖学的制約にともない骨造成術が困難。下顎は残存歯の歯槽骨吸収と病的歯牙移動。

処置内容とその根拠

すべての上顎残存歯と6|は抜歯を行った。上顎は歯槽骨の著しい吸収を認めるも、上顎洞根治術の既往による鼻腔の拡大と上顎洞の消失のため、上顎洞底挙上術による骨造成を行うことが困難であった。そのため既存骨内への埋入を余儀なくされ、計画は慎重を要した。下顎は病的歯牙移動した|4 5をMTMにより近心移動させることで保存し、6|6への埋入を計画した。

現在、上顎および|6は最終補綴を終了した。|4 5のMTMも終了したため、現在6|への埋入を計画中である。

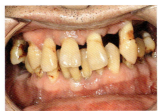
図1　初診時正面観。重度歯周炎による歯牙の動揺と咀嚼障害を訴えた。

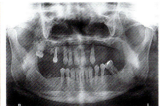
図2　初診時パノラマX線写真。著しい歯槽骨の吸収と上顎洞の消失を認める。

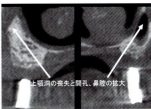
図3　術前CT画像。開孔と上顎洞の消失、鼻腔の拡大を認める。

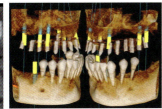
図4　既存骨内への埋入計画には慎重を要した。

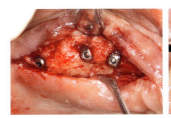
図5　術中写真。7 5 4|への埋入。

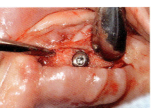
図6　術中写真。|2への埋入。

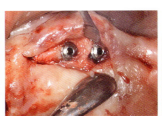
図7　術中写真。|6 7への埋入。

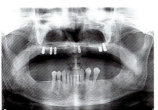
図8　上顎インプラント埋入後のパノラマX線写真。

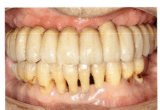
図9　治療後の口腔内正面観。

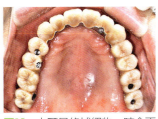
図10　上顎最終補綴物、咬合面観。

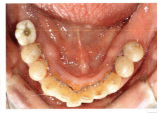
図11　下顎咬合面観。今後6|へ埋入予定。

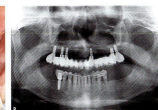
図12　同パノラマX線写真。

53 上顎前歯部に自家歯牙移植しその後矯正を行った症例

岡田崇之（群馬県開業）

症例の概要

患者は32歳、女性。検診希望で、虫歯があれば治してほしいとの主訴で来院された。2┘頬側歯肉に腫脹を認め、X線所見でも透過像を認めた。また、近心唇側のプロービングデプスは8mmであった。根管治療を行ったが腫脹の著明な改善が得られなかったため保存不可能と判断し、抜歯後8┘の自家歯牙移植を行った。移植歯の安定を待ち、根管治療とMTMを行いオールセラミッククラウンで補綴処置を行った。

処置内容とその根拠

2┘は口腔内でもX線所見でも明らかな破折を認めなかったが、確認のために歯肉弁を翻転したところプロービングデプス8mmの近心唇側に骨吸収と破折線を確認したため抜歯となった。移植歯の歯根膜部を骨内に入れるため移植位置が低位となり、両隣在歯の歯頚線と不調和となった。審美性改善のためMTMを行い歯頚線の調和を図り、補綴処置を行った。若干の後戻りがあったが歯頚線の調和に大きな破綻がなかったため、再補綴で対応した。

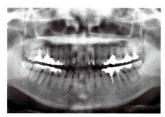
図1　初診時パノラマX線写真。

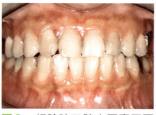
図2　初診時口腔内写真正面観。2┘近心に歯肉の発赤・腫脹を認める。

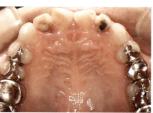
図3　初診時口腔内写真上顎咬合面観。2┘近心に歯肉の発赤・腫脹を認める。

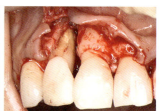
図4　歯肉弁を剥離翻転したところ、骨吸収と歯根破折を認めた。

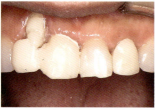
図5　移植後正面観。移植歯の安定を待つ。

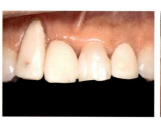
図6　移植後正面観。暫間冠装着歯頚線が調和していない。

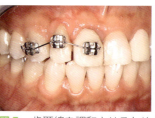
図7　歯頚線を調和させるためMTMを行った。

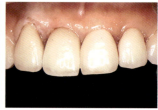
図8　補綴物装着直後。歯頚線の調和がほぼ図れた。

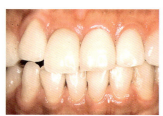
図9　補綴物装着後約9ヵ月。切端の位置から後戻りが確認できる。

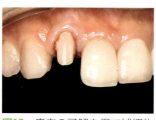
図10　患者の了解を得て補綴物を除去。

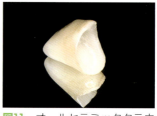
図11　オールセラミッククラウンを再製作した。

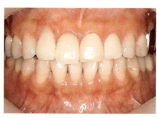
図12　歯頚線の調和は患者許容範囲内であった。その後は後戻りを認めない。

全顎的咬合再構築において矯正とインプラントの併用に有効性が認められた症例

54

木村美穂（東京都勤務）

症例の概要

患者は58歳、女性。歯が折れていて噛めないことを主訴に来院された。非喫煙者で全身的既往歴に関する特記事項はない。初診時所見は、骨格はAngle Class II div.2で、口腔内所見は臼歯部欠損歯およびう蝕による咬合崩壊によりICPさえも不安定な状態であった。患者は術後のQOLを考慮した包括的診療を希望されたため、矯正治療とインプラント治療を併用した咬合治療および補綴治療を行った。

処置内容とその根拠

包括的歯科治療において、Angle Class II div.2骨格の症例は顎位が後退しやすく、さらに臼歯部が欠損の場合、咬合平面のコントロールが困難で矯正治療が長引いてしまうことが多い。早期に臼歯部咬合支持を獲得するために、セットアップモデルから埋入位置を決定し、下顎臼歯部にインプラントを埋入した。インプラントを固定源として矯正治療を6ヵ月に短縮し、早期に咬合機能を回復することが可能であった。

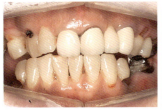
図1　術前口腔内正面観。ICPが不安定である。

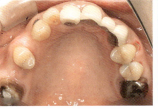
図2　同上顎咬合面観。アーチフォーム不整、歯列弓狭窄を認める。

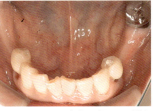
図3　同下顎咬合面観。両側臼歯部に欠損を認める。

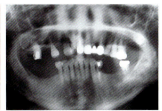
図4　同パノラマX線写真。中等度歯周炎およびう蝕歯を認める。

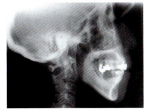
図5　同セファロ写真。Angle Class II div.2骨格。下顎の後方回転を認める。

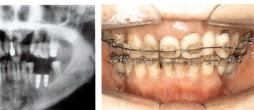
図6　セットアップモデルをもとに、インプラントを埋入。

図7　テンポラリーアバットメントを使用した矯正治療。

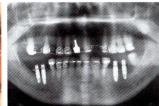
図8　術中パノラマX線写真。補綴歯が多いため、歯根位置の確認を行う。

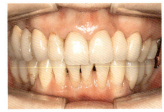
図9　補綴終了後口腔内正面観（治療期間1年6ヵ月）。陶材焼付鋳造冠にて、補綴処置を行った。

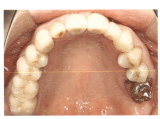
図10　同上顎咬合面観。アーチフォームと咬合平面の是正がなされた。

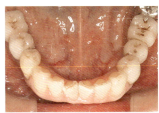
図11　同下顎咬合面観。インプラント上部構造は可着セメントにて装着。

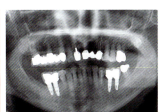
図12　術後1年10ヵ月のパノラマX線写真。インプラント部の骨吸収は認められず、良好に経過している。

55 インプラントおよびLOTにより下顎位を改善した症例

黒岩敏彦（滋賀県開業）

症例の概要

患者年齢および性別：65歳、女性
主訴：銀歯が外れた。

臼歯部欠損により全額的な咬合崩壊を呈していた。セファロ分析を行い、治療計画を立案。インプラントによって咬合挙上し、Limited Orthodomtic Treatment（LOT）により前歯部被蓋を改善して、咬合再構築を行った。

処置内容とその根拠

臼歯部の咬合支持を獲得するためインプラントを埋入し咬合を挙上、前歯部の被蓋をLOTで改善した。治療前、治療後早期、治療後5年のセファロ分析で比較すると、数値は安定していた。このように、咬合崩壊のため低下した咬合高径を挙上しガイダンスを改善させることは、予知性を向上させるために有効な方法であると思われる。

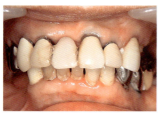 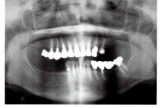 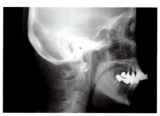 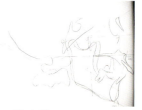

図1　初診時正面観。臼歯部咬合崩壊により咬合支持が得られず、前歯部が破損。

図2　同パノラマX線写真。歯根膜腔の肥厚、修復物の二次う蝕がみられる。

図3　矯正治療前側方セファロ。前歯部のフレアーアウト、急峻な咬合平面がみられる。

図4　治療前セファロトレース。前歯部歯軸の異常、急峻な臼歯部咬合平面がみられる。

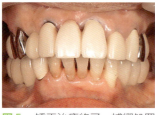 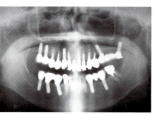 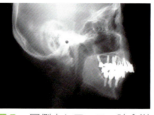 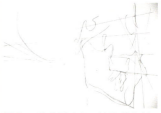

図5　矯正治療終了。補綴処置完了直後正面観。咬合支持が得られ被蓋関係が改善。

図6　同パノラマX線写真。咬合支持が得られたことで、歯根膜腔の肥厚は改善している。

図7　同側方セファロ。咬合挙上により、前歯部の歯軸の改善、臼歯部咬合平面の改善がみられる。

図8　咬合挙上し、前歯部歯軸、被蓋関係を改善した。

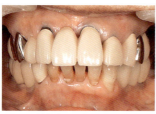 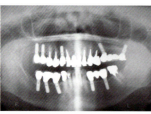 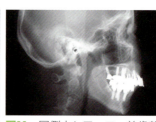 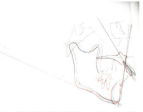

図9　補綴処置完了5年後正面観。臼歯部の咬合支持が維持され、歯列は安定している。

図10　同パノラマX線写真。インプラントにより咬合支持が維持され、変化はみられない。

図11　同側方セファロ。前歯部歯軸、下顎下縁の位置を確認。

図12　治療前（黒線）、終了直後（赤線）、5年後（青線）の咬合状態・被蓋関係の比較。

先天性欠如に対し両隣在歯の削合を回避しインプラントにて補綴治療を行った症例

56

小城哲治(神奈川県開業)

症例の概要

近年、インプラント治療は欠損補綴の一手段として広く認知されている。先天性欠如などによる欠損部位において両隣在歯は健全歯牙であることが多く、年齢的な観点からも可及的に歯質切削を避けたい。また、残存していた乳歯の状況により、欠損部位の歯間距離が継続永久歯よりも幅が狭く、また歯冠長も短いため対合歯の挺出による歯列不正もしばしば見られる。そこで今回、先天性欠如部位において両隣在歯の歯質保全を目的にインプラント治療を行い良好な予後が得られた症例について、スペースの確保とその診断について考察する。

処置内容とその根拠

約10年前に右下第二乳臼歯を抜歯しそのまま放置。前医にて両隣在歯を切削するブリッジ治療を計画したが、切削に疑問を持ち、切削しない方法を希望し来院。欠損部の歯間距離は遠心側の第一大臼歯の近心傾斜により約4mmと狭く、対合歯の挺出も認められた。そこで、矯正によるスペースの確保を行い、インプラントを用いた補綴治療を計画し患者の同意を得た。

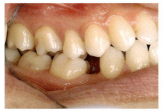
図1 初診時口腔内写真。下顎大臼歯部は近心傾斜し、歯間距離が短く補綴が困難であった。

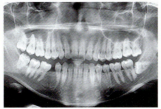
図2 同パノラマX線写真。術前矯正を行い、インプラントを埋入する計画が選択された。

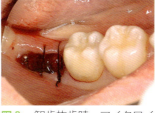
図3 智歯抜歯時、マイクロインプラントを埋入し、大臼歯近心傾斜の改善に利用した。

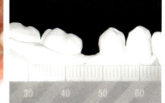
図4 矯正移動前、欠損スペースは約4mmであった。

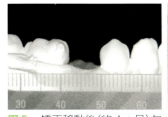
図5 矯正移動後(約4ヵ月)欠損スペースは約8mmに改善された。

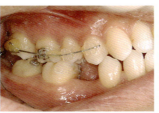
図6 矯正終了時の口腔内写真。補綴可能なスペースを確保することができた。

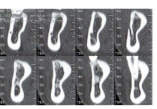
図7 術部CT画像。解剖学的な制限があるものの、問題なく埋入できると判断した。

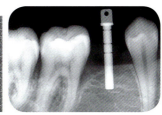
図8 埋入手術では約6mmドリリングした時点で方向を確認するなど慎重に埋入した。

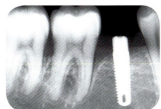
図9 埋入直後のX線写真。初期固定確認のためのISQ値は72と良好であった。

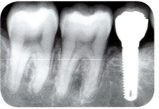
図10 約3ヵ月後、通法どおり上部構造を製作した。

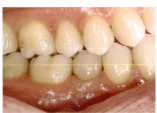
図11 術後口腔内写真。補綴形態に必要なスペースを確保することで、歯肉と調和を得ることができた。

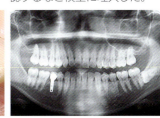
図12 術後パノラマX線写真。約3年6ヵ月経過したが、硬組織も良好に経過している。

57 インプラントと矯正を用いて咬合再構成を行った症例

杉山輝久（大阪府開業）

症例の概要

患者は60歳、女性。前歯の破折を主訴に来院された。長期間、多数歯に及ぶう蝕および欠損を放置しており、ポステリアバイトコラプスを呈していた。

また、全顎的に中等度の歯周炎に罹患していた。治療計画において、インプラントと矯正を用いて咬合再構成することで患者の同意が得られたので治療を進めることにした。

処置内容とその根拠

初期治療後、顎位および矯正的診断のもとワックスアップ、セットアップ模型を製作し、上下顎欠損部にインプラントの埋入を行った。埋入したインプラントをバーティカルストップおよびアンカーとして用いて、トゥースポジションの改善のための矯正を行った。矯正終了後、最終補綴へ移行。現在、メインテナンスへ定期的に来院しており、経過良好である。

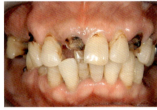
図1　初診時正面観。う蝕による上顎前歯の破折および下顎前歯部の叢生を認める。

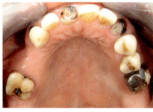
図2　初診時上顎咬合面観。3|4は骨縁下う蝕を認め、保存困難と判断した。

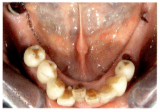
図3　初診時下顎咬合面観。両側臼歯部に残根および遊離端欠損を認める。

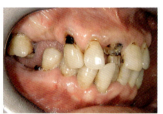
図4　初診時右側方面観。対合歯の欠損により5|4の挺出を認める。

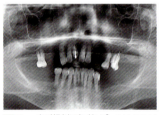
図5　初期治療後パノラマX線写真。抜歯、歯周治療および根管治療を行っている。

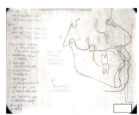
図6　側貌セファロ。Mesio facial patternであり、上顎前歯の位置は変えないと診断。

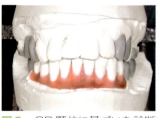
図7　CR顎位に基づいた診断用ワックスアップ、セットアップ模型。

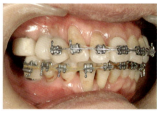
図8　矯正中右側方面観。レベリングおよび5|4の圧下を行い、トゥースポジションの改善を図った。

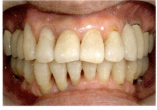
図9　治療後正面観。矯正と補綴治療によって咬合平面は改善された。

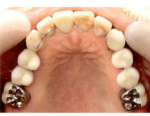
図10　治療後上顎咬合面観。5 4|3 4 Nobel Replace Tapered Implant。

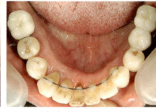
図11　治療後下顎咬合面観。6|5 6 Straumann Implant。

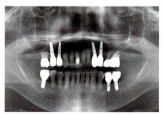
図12　治療後パノラマX線写真。インプラント周囲の骨レベルは安定している。

矯正的挺出後にインプラント治療を行った症例　58

谷　健太（京都府勤務）

症例の概要

初診：2011年2月
患者年齢および性別：34歳、男性
主訴：5|の違和感を主訴に来院された。

　同部の遠心頬側部に6mmのポケットが存在し、デンタルX線写真によりパーフォレーションが認められた。そこで、5|を矯正的挺出させることにより、骨造成と角化歯肉の保存を行うこととした。

処置内容とその根拠

　治療に先立ち、歯根膜の力を利用して骨造成、抜歯を容易にすることを目的として矯正的挺出を行った。デンタルX線写真にて明らかな新生骨を認めた時点でインプラントを埋入。使用するインプラントは、ソケットリフトを行う予定であったためスプラインインプラント（3.75×8mm）を使用した。補綴処置に際しては、歯間乳頭とスキャロップな歯肉形態の獲得が必須であり、そのことを念頭に入れてプロビジョナルレストレーションの調整を行い最終補綴に移行した。

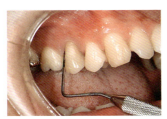 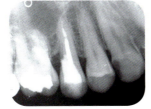 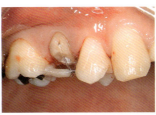 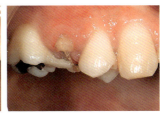

図1　初診時口腔内写真。5|近心頬側部に6mmのポケットを認めた。

図2　初診時デンタルX線写真。5|遠心部に骨吸収と歯槽骨の吸収を認める。

図3　矯正的挺出を行うことによって、骨造成を図った。

図4　矯正的挺出を行って約3ヵ月後。ジグリングが加わっており、容易に抜歯できた。

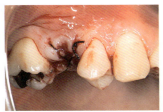 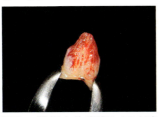 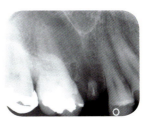 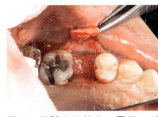

図5　矯正的挺出を行って約3ヵ月後に抜歯を行い、残根を抜歯窩に戻した。

図6　残根を抜歯窩に戻す時は、肉眼で歯根膜がついている部位を確認した。

図7　残根を戻した時のデンタルX線写真。矯正的挺出により抜歯窩に不透過像を認めた。

図8　初診より約5ヵ月後。インプラント埋入時には十分な骨の存在が確認できる。

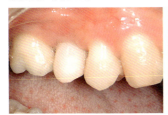 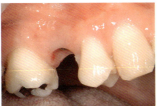 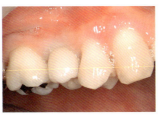 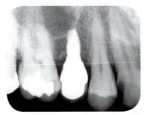

図9　プロビジョナルレストレーション装着時の口腔内写真。サブジンジバルカントゥアの調整に入った。

図10　歯間乳頭とスキャロップな歯肉形態の獲得を確認し、最終補綴の印象採得を行った。

図11　最終補綴物の装着。審美的にも良好で患者にも満足していただいた。

図12　最終補綴物装着時のデンタルX線写真。周囲骨も安定している。

59 下顎臼歯部インプラント治療症例

戸田成紀（東京都勤務）

症例の概要

患者は44歳、女性。6|補綴脱離と|6の痛みと違和感を主訴に来院。6|は縁下う蝕が深く、|6は歯根破折にて保存不可能と診断し、抜歯した。患者との相談にて6|、|6|6部のインプラント治療を勧めたが、患者は歯列不正の治療も希望しており、|6は矯正で|7を近心移動させ咬合させる。6|はすでに両隣在歯が削合してあるのでブリッジを希望。|6は両隣在歯が天然歯なのでインプラント処置を希望した。

処置内容とその根拠

6|、|6抜歯後、歯周基本治療を行い、安定したところで矯正治療を行い、歯列が整ったところで|6のインプラント治療を行った。3ヵ月の免荷期間を置いてプロビジョナルレストレーションにて歯肉、咬合の安定を図り、補綴処置、メインテナンスとした。

今回の症例ではインプラント治療を行うことで、隣在歯の侵襲と過度な咬合負担を回避することができ、矯正治療の併用で歯列と咬合の安定が得られた。今後もメインテナンスにて経過を観察していくつもりである。

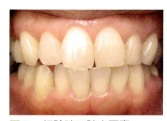
図1　初診時口腔内写真。

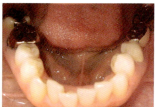
図2　歯列不正が認められる。

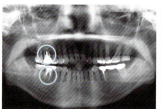
図3　6|は縁下う蝕が深く、|6は歯根破折にて保存不可能。

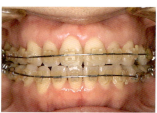
図4　矯正治療にて歯列不正の治療。

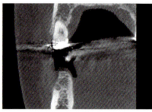
図5　CTにて|6の骨診断。

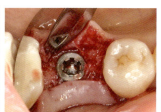
図6　インプラント窩を形成、ジェネシオ4.4×10mm（ジーシー社）を埋入。初期固定は良好であった。

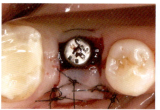
図7　3ヵ月の免荷期間を置いてから二次手術。頬側に付着歯肉を得るためフラップを根尖側移動させ縫合した。

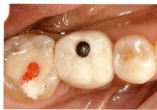
図8　二次手術後、歯肉と咬合の安定を見るためプロビジョナルレストレーションにて安定を図った。

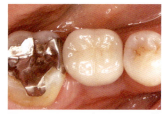
図9　チタンアバットメント装着後。陶材焼き付け鋳造冠を仮着セメントにて装着した。

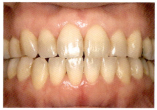
図10　メインテナンス時。歯肉、咬合ともに安定している。

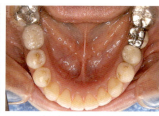
図11　歯列の安定した状態がみられる。

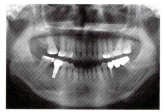
図12　メインテナンス時のパノラマX線写真。

1章 Bone augmentation
2章 Sinus augmentation
3章 Peri-implantitis
4章 Computer aided surgery
5章 Implant restoration
6章 Orthodontic implant
7章 Implant follow-up
8章 Immediate placement

矯正的挺出を用いた再植審美修復症例

60

藤原康則(京都府開業)

症例の概要

患者は47歳、女性で、1⏋の補綴物脱離を主訴に来院。1⏋は保存不可能、⏌1は頬側転位のため歯肉退縮がみられる。歯根破折により抜歯となった歯牙の欠損を修復するにあたり、歯列不正などの問題により非常に設計が困難となる場合がある。インプラントを含めた補綴設計とするのか、ブリッジによる修復を選択するべきか、歯列矯正を絡めた処置をしていくのか、またそのなかで退縮した歯肉をどのように回復すれば審美的に満足が得られるようになるのか。さまざまな術式や選択肢の中から最善と考えられる方法を選び、処置する必要がある。

処置内容とその根拠

インプラントのみで修復しようとすれば設計が非常に難しく、保存可能な歯まで抜歯することになる。そこで1⏌1に挺出力をかけ歯根膜を損傷しないように一旦抜去し、⏌1と1⏋の位置を交換し再植、組織がある程度治癒した後、⏌1の退縮した歯肉を牽引する目的で矯正的挺出を行い抜去した。抜去と同時にオベイトポンティックの形態を調整し、抜歯窩の治癒後に最終補綴物の製作に進んだ。最終的にはブリッジとしたおかげで審美的にも満足のいく結果が得られた。

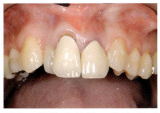
図1 術前の状態。歯肉のバイオタイプはthin scallop。Maynard分類タイプⅣである。

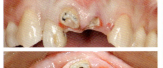
図2 補綴物を除去した状態。1⏋は保存不可能であり、⏌1は頬側転位している。

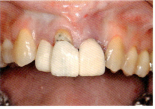
図3 歯根膜を傷つけないように1⏌1を抜去するため挺出力をかけた。

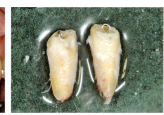
図4 1⏌1を丁寧に抜去し健全な歯根膜を確認する。

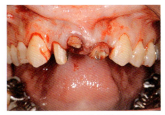
図5 1⏌1の位置を逆転させ再植した状態。

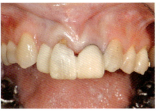
図6 ⏌1の歯根が安定した後、⏌1の退縮した歯肉を牽引するために再度挺出をさせる。

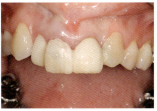
図7 歯肉が十分に牽引された状態。

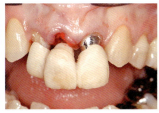
図8 ⏌1の歯根を抜去すると同時にオベイトポンティックを作りあげていく。

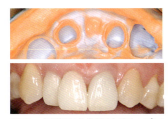
図9 最終印象採得を行いプロビジョナルレストレーションを製作した。

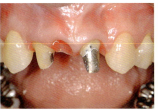
図10 プロビジョナルレストレーションにより歯肉が十分に熟成された状態。

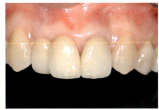
図11 最終補綴物装着時正面観。歯肉の炎症もなく、審美的に満足できる状態。

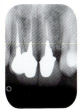
図12 術前・術後のデンタルX線写真の比較。

- 1章 Bone augmentation
- 2章 Sinus augmentation
- 3章 Peri-implantitis
- 4章 Computer aided surgery
- 5章 Implant restoration
- 6章 Orthodontic implant
- 7章 Implant follow-up
- 8章 Immediate placement

61 多数歯先天性欠損歯列に対し矯正、ベニアグラフトにて対処した症例

古市嘉秀（滋賀県開業）

症例の概要

患者は25歳、女性。口元の審美障害を主訴に来院。10本の先天性歯牙欠損が認められた。先天性歯牙欠損歯列に対してセファロ分析、顔貌分析を行い理想的な治療目標を設定し、インプラント矯正、ベニアグラフト、デンタルインプラントを用いて全顎的治療を行った。20歳代前半ということもあり乳歯も含め、できる限り残存歯の保存に努めた。

処置内容とその根拠

まずはスプリント治療を行い、顎位の修正を行った。その位置でトゥースポジション、バーティカルコントロールを含めた治療のゴールを設定し治療を開始。欠損部に対しては、インプラントスペース確保、オープンバイト改善のために矯正用インプラントをアンカーとした矯正治療を行った。その後、前歯欠損部顎堤のベニアグラフトを行い、約半年間の治癒期間を経た後、天然歯の歯軸も参考に理想的な角度でインプラント埋入を行った。

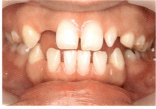
図1 初診時口腔内写真。初診時口腔内写真。多数歯の先天性欠損が見られオープンバイトを認める。

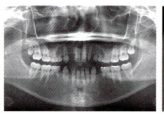
図2 初診時パノラマX線写真。多数歯の先欠は見られるが、う蝕、ペリオの大きな問題はない。

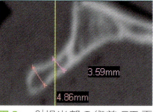
図3 |2|相当部の術前CT画像。狭窄が顕著にみられインプラントを埋入するには骨造成が必要である。

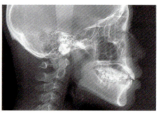
図4 術前セファロX線写真。Interincisal Angle は107°と前歯部はやや前傾傾向を示していた。

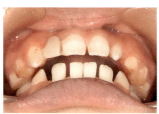
図5 スプリント治療後口腔内写真。顆頭安定位での顎間関係を確認し歯牙移動の最終ゴールを決め、矯正治療を開始する。

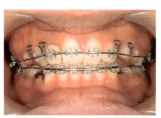
図6 矯正治療中の口腔内写真正面観。矯正治療により理想的なトゥースポジションへと歯牙移動を図る。

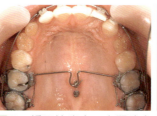
図7 矯正治療中の上顎咬合面観。口蓋正中部に矯正用アンカーとしてマイクロインプラントを埋入し、臼歯部の圧下を行う。

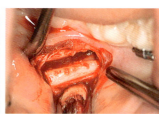
図8 臼後結節よりブロック骨を採取。ピエゾを用いて採取。

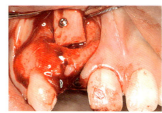
図9 |2|相当部へブロック骨を移植。スクリューにて固定を行い、骨補填材料、非吸収性メンブレンによるGBRを行った。

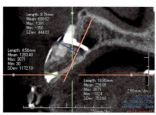
図10 GBR後|2|相当部CT画像。インプラント埋入に十分な骨量が確認できる。

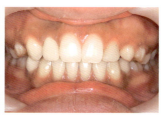
図11 最終補綴装着後の口腔内写真。オープンバイトも改善され、調和のとれた口腔内が確立。審美改善が達成された。

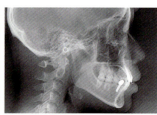
図12 最終補綴装着後のセファロX線写真。Interincisal Angleは124°と理想的な数値へと改善できた。

重度歯周病で生じた咬合崩壊を包括的インプラント矯正で再建した症例

62

松井 力（長野県開業）

症例の概要

初診：2009年3月
患者年齢および性別：55歳、女性
主訴：全顎的に歯が揺れる。
既往歴：特記事項なし。

　本症例では、失われた臼歯部のバーティカルストップをインプラントで回復し、さらにインプラントを固定源とした矯正治療を行ったことにより審美的かつ機能的な口腔機能を再建した。

処置内容とその根拠

　治療用義歯を装着して歯周基本治療を行った。歯周組織の安定を待ち、セットアップモデルを製作。最終補綴物の位置を予測した後に、上下顎臼歯部にインプラントを埋入した。二次手術後、プロビジョナルレストレーションを装着。残存歯には歯軸にあったプロビジョナルレストレーションを製作し、矯正治療を開始した。矯正治療終了後、咬合が安定した6ヵ月後に最終補綴物を製作。患者は3ヵ月ごとのメインテナンスにもきちんと応じ、3年経過後も安定している。

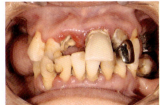
図1　初診時の口腔内写真。重度の歯周病に罹患し、前歯部の突き上げが起こっている。

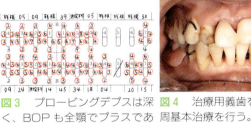
図2　同パノラマX線写真。全顎的に歯槽骨の吸収が著しい。

図3　プロービングデプスは深く、BOPも全顎でプラスである。

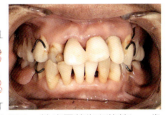
図4　治療用義歯を装着し、歯周基本治療を行う。

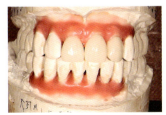
図5　セットアップモデルを製作。

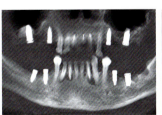
図6　セットアップモデルを参考にインプラントを埋入。

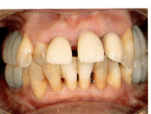
図7　前歯部は矯正治療を行うので歯軸に合わせたプロビジョナルレストレーションを装着。

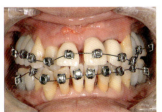
図8　インプラントをアンカーとした矯正治療を開始。

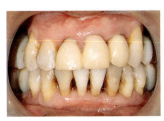
図9　矯正終了時の口腔内写真。矯正は8ヵ月で終了。

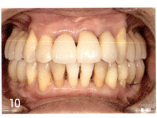
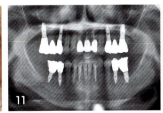
図10、11　最終補綴物装着時の口腔内写真とパノラマX線写真。インプラント上部構造にはジルコニアセラミックスを使用。歯周組織も安定している。

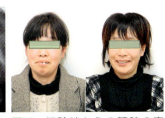
図12　初診時からの顔貌の変化。審美的なスマイルになった。

1章 Bone augmentation
2章 Sinus augmentation
3章 Peri-implantitis
4章 Computer aided surgery
5章 Implant restoration
6章 Orthodontic implant
7章 **Implant follow-up**
8章 Immediate placement

7 *Implant follow-up*

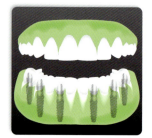

インプラントフォローアップ：
インプラント治療終了後、その健康を定期的にモニターすること。セルフケアおよびプロフェッショナルケアによる口腔衛生管理を主体としたメインテナンスを併用することで、インプラントの長期的維持が可能となる。

今読むべきインパクトの高いベスト10論文

1 Roos-Jansåker AM, Lindahl C, Renvert H, Renvert S. Nine- to fourteen-year follow-up of implant treatment. Part II: presence of peri-implant lesions. J Clin Periodontol 2006;33(4):290-295.
インプラント治療後9〜14年の経過観察　第2報：インプラント周囲病変の存在

2 Roos-Jansåker AM, Lindahl C, Renvert H, Renvert S. Nine- to fourteen-year follow-up of implant treatment. Part I: implant loss and associations to various factors. J Clin Periodontol 2006;33(4):283-289.
インプラント治療後9〜14年の経過観察　第1報：インプラント喪失とさまざまな要因との関連

3 Belser UC, Grütter L, Vailati F, Bornstein MM, Weber HP, Buser D. Outcome evaluation of early placed maxillary anterior single-tooth implants using objective esthetic criteria: a cross-sectional, retrospective study in 45 patients with a 2- to 4-year follow-up using pink and white esthetic scores. J Periodontol 2009;80(1):140-151.
客観的審美基準に基づく上顎前歯部インプラント単独植立の評価：ピンク/ホワイト・エステティックスコアを用いた2〜4年経過の45症例に対する後ろ向き横断研究

4 Rasmusson L, Roos J, Bystedt H. A 10-year follow-up study of titanium dioxide-blasted implants. Clin Implant Dent Relat Res 2005;7(1):36-42.
二酸化チタン粒子でブラストされたインプラントの10年経過研究

5 Jemt T, Johansson J. Implant treatment in the edentulous maxillae: a 15-year follow-up study on 76 consecutive patients provided with fixed prostheses. Clin Implant Dent Relat Res 2006;8(2):61-69.
上顎無歯顎患者におけるインプラント治療：固定性補綴を行った76症例に対する15年経過観察研究

6 Simonis P, Dufour T, Tenenbaum H. Long-term implant survival and success: a 10-16-year follow-up of non-submerged dental implants. Clin Oral Implants Res 2010;21(7):772-777.
長期にわたるインプラントの残存と成功：1回法インプラントの10〜16年経過報告

7 Maló P, de Araújo Nobre M, Rangert B. Short implants placed one-stage in maxillae and mandibles: a retrospective clinical study with 1 to 9 years of follow-up. Clin Implant Dent Relat Res 2007;9(1):15-21.
上下顎へ1回法で植立されたショートインプラント：1〜9年経過の後ろ向き臨床研究

8 Astrand P, Ahlqvist J, Gunne J, Nilson H. Implant treatment of patients with edentulous jaws: a 20-year follow-up. Clin Implant Dent Relat Res 2008;10(4):207-217.
無歯顎患者のインプラント治療：20年経過観察

9 Malo P, de Araújo Nobre M, Lopes A, Moss SM, Molina GJ. A longitudinal study of the survival of All-on-4 implants in the mandible with up to 10 years of follow-up. J Am Dent Assoc 2011;142(3):310-320.
10年以上経過観察を行った下顎All-on-4インプラントの残存率に関する長期研究

10 Jung RE, Zembic A, Pjetursson BE, Zwahlen M, Thoma DS. Systematic review of the survival rate and the incidence of biological, technical, and aesthetic complications of single crowns on implants reported in longitudinal studies with a mean follow-up of 5 years. Clin Oral Implants Res 2012;23 Suppl 6:2-21.
平均5年の経過観察を行ったインプラント単冠補綴例の長期研究に対する残存率と生物学的、技術的および審美的合併症発症のシステマティックレビュー

インプラント治療後9〜14年の経過観察　第2報
：インプラント周囲炎の存在

目的：本研究の目的は、機能後9〜14年経過したインプラントにおけるインプラント周囲病変の罹患率を算出することである。

材料および方法：クリスチャンスタード県において、1988〜1992年に294名の患者がインプラント治療を受けた。彼らは上部構造装着1および5年後に専門診療所にて定期検診を受けた。2000〜2002年の間に218名の999本のインプラントに対し、臨床的および放射線学的な診査を行った。

結果：プロービングデプス4mm以上かつBOP（＋）のインプラントは48％に認められた（インプラント周囲粘膜炎）。20.4％のインプラントにおいて、骨レベルはインプラントショルダーから3.1mm根尖方向に位置していた。進行性の骨吸収（≧1.8mm）は7.7％で認められた。インプラント周囲炎は1年後のデータと比較して1.8mm以上の骨吸収を生じている場合（骨欠損底部が第3スレッドのレベルかそれ以上、すなわちインプラントショルダーから3.1mm以上根尖側に位置する場合）、かつBOPもしくは排膿が患者レベルで16％、インプラントレベルで6.6％に認められる場合と定義した。

結論：インプラント埋入後、系統的な指示治療を行わず10年経過すると、インプラント周囲病変は高率で生じうる。

（Roos-Jansåker AM, Lindahl C, Renvert H, Renvert S. J Clin Periodontol 2006;33(4):290-295.）

 長期にわたるインプラントの残存と成功
：1回法インプラントの10〜16年経過報告

目的：本研究の目的は、結果変数としてインプラントの残存と成功を用いた歯科インプラントの長期結果を評価することである。

方法：1990〜1997年に162本のStraumannインプラント治療を受けた76名のうち、131本のインプラントを持つ55名の患者に対し、インプラント埋入後10〜16年のリコールを行い、全顎的な臨床およびX線学的診査と満足度調査を行った。生物学的、技術的合併症の発生はインプラントごとに注意深く分析した。全観察期間中すべての合併症に罹患していないことを成功と定義した。インプラント周囲病変に関連する因子をインプラントごとに分析した。

結果：16年までのインプラントの長期累積残存率は82.94％であった。生物学的合併症の有病数は16.94％であり、技術的な合併症の有病数は31.09％であった。10〜16年の経過観察期間後の合併症累積発生率は48.03％であり、インプラン植立後のフォローに、相当なチェアタイムが必要であることを意味していた。インプラント脱落と生物学的合併症の多くは比較的少数の患者に集中して認められた。

結論：比較的長期の残存率にもかかわらず、生物学的、技術的な合併症は多く認められた。既往歴に歯周病のある患者は、既往のない患者よりもインプラント残存率が低い可能性があり、インプラント周囲粘膜炎やインプラント周囲炎といった生物学的合併症に罹患しやすかった。

（Simonis P, Dufour T, Tenenbaum H. Clin Oral Implants Res 2010;21(7):772-777.）

- 1章 Bone augmentation
- 2章 Sinus augmentation
- 3章 Peri-implantitis
- 4章 Computer aided surgery
- 5章 Implant restoration
- 6章 Orthodontic implant
- 7章 **Implant follow-up**
- 8章 Immediate placement

63　20年前に埋入されたインプラントの上部構造を再製作したリカバリー症例

板野　賢（千葉県開業）

症例の概要

　患者は72歳の女性。2013年4月、現在の歯が短く食べ物や唾が飛び上唇をよく噛むため、5④③②1｜1②の20年以上前に治療したインプラントの被せ物を取り替えてほしいとの主訴で来院。咬合高径が標準よりかなり低く、下顎の臼歯の歯冠長が異常に短い。また、強いファセットより、グラインディングを行うなどのブラキシズムがあると思われる。

処置内容とその根拠

　近年、過去に埋入されたインプラントの再埋入や、リカバリーなどの治療の必要性が高まっている。上部構造のみの交換となると、どのメーカーのどのインプラントであるかの特定が不可欠である。今回はブローネマルクスタンダードインプラントであると特定し、パーツを取り寄せて暫間補綴物を製作した。画像診断を用いて顎関節を適正下顎位に誘導し、咬合高径を挙上して新しい上部構造を製作した。また口腔機能向上の体操も併用し満足する結果を得た。

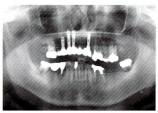
図1　初診時のパノラマX線写真。再補綴可能と思われるインプラント4本が認められた。

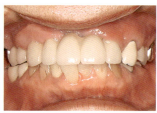
図2　同口腔内写真正面観。咬合高径が低く、OJ・OBが大きい。

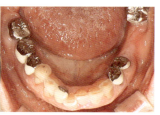
図3　同下顎咬合面観。ブラキシズムと思われるファセットが存在する。

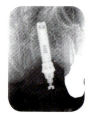
図4　｜2のインプラントのデンタルX線写真。

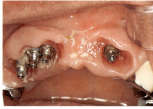
図5　上部構造を外した状態の写真。食物残渣、周囲歯肉の炎症が診られる。

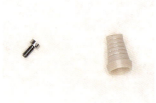
図6　テンポラリークラウンを製作するためのツール。

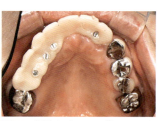
図7　製作したテンポラリークラウンの咬合面観。

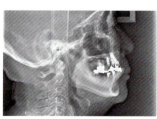
図8　セファロX線写真。LFHなどの適正値を参考に咬合高径挙上量を決定する。

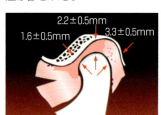
図9　寿谷一氏が提唱する適正下顎位。理想的咬合を有する人の顎位の統計より決定された（図はJPI・杉元敬弘先生作成セミナー資料より）。

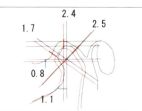
図10　顎関節画像診断書の一部。適正下顎位との重ね合わせにより動かすベクトルと量を決定。

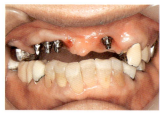
図11　アプライアンス装着直後。適正下顎位に誘導する。

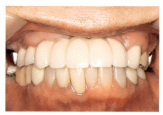
図12　最終補綴正面観。審美的・機能的に良好な上部構造が装着された。

咬合の回復・維持にインプラントを利用した3年経過症例

64

伊藤嘉信（愛知県開業）

症例の概要

患者は53歳、女性。2002年9月、右上奥歯のブリッジ破損のため来院した。6|は即時に抜歯し、半年ほど歯周治療などを行ったのち、右上をアタッチメント義歯、左下をブリッジにした。2007年11月に|4の根破折にて抜歯、1ヵ月後骨補填材料を用いたGBRを行い、インプラントを埋入、補綴した。|5も脆弱であったが患者の希望で残した。2010年1月に、インプラントは希望されなかったが右上の義歯を咬合維持のためノンクラスプデンチャーに交換した。2011年7月に|5 6の咬合不良にてインプラント補綴治療などを行った。

処置内容とその根拠

右側が義歯であることで左側への咬合負担は増し、左側の歯が失われやすい。しかしながら、残存歯の保存を強く希望される患者の治療は口腔内の不安定な期間が長期にわたる場合が多く、バランスを維持することが難しい。モチベーションを保ちつつ、より良い方向を目指したい。治療の際、インプラントは重要な選択肢の一つである。12年を経て、インプラント補綴の優位性と使用方法の選択や時期を再考した。

今後も、患者とより良い治療方法を日々選択し、研鑽努力を積んでいきたい。

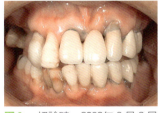 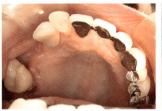 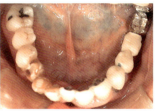 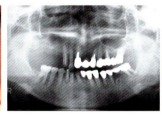

図1 初診時。2002年9月3日の正面写真。歯肉の腫脹、歯牙の欠損などを認める。
図2 同上顎咬合面観。右側臼歯部のブリッジ破損による欠損、残存歯の動揺を認める。
図3 同下顎咬合面観。
図4 同パノラマX線写真。

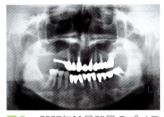 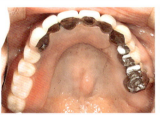 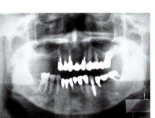 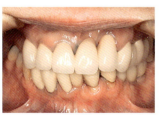

図5 2007年11月29日のパノラマX線写真。|4の歯根の破折が顕著である。
図6 2010年1月13日の上顎咬合面観。右側欠損部にノンクラスプデンチャーを装着。
図7 同1月28日のパノラマX線写真。|4部にアンキロスインプラント φ3.5×11mm 埋入。
図8 2011年11月19日の正面観。審美的にも機能的にも回復を認める。

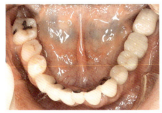 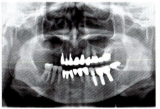 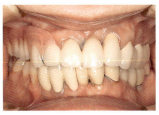 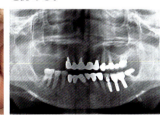

図9 同下顎咬合面観。|5相当部へストローマンインプラント φ4.1×10mm RN +、|6相当部 φ4.8×10mm WN +埋入。
図10 同パノラマX線写真（技工、Neoデンタルアート 榊原充宏氏）。
図11 2014年6月20日の正面観。審美的にも機能的にも安定している。
図12 同パノラマX線写真。全顎的に安定している。

65 凍結保存を用いた自家歯牙移植症例

井山禎之(広島県勤務)

症例の概要

患者は48歳の女性。上顎左側智歯周囲炎と上顎左側第二大臼歯の咬合痛を主訴に来院した。上顎左側第二大臼歯は根管治療を開始し、智歯は抜歯後、広島大学病院に依頼して凍結保存を行った。初診より1年6ヵ月、上顎左側第二大臼歯が保存不可能となったため、同歯を抜歯後、凍結保存済みの智歯を解凍し、移植を行った。現在、移植後3年6ヵ月が経過しているが、アンキローシスなどの異常所見は認められず良好に機能している。

処置内容とその根拠

上顎左側智歯は抜歯後、凍結保存を行った。上顎左側第二大臼歯の根管処置後、経過観察を行っていたが、予後不良となり抜歯に至った。そこで、上顎左側第二大臼歯の抜歯と同時に凍結保存歯の移植を行った。移植後、徐々に歯周組織の改善がみられ、1ヵ月後の移植歯はほぼ生理的動揺を示し、骨再生も認められたため、補綴処置を行った。現在、移植後3年6ヵ月が経過しているが、臨床症状はなく、良好に機能している。

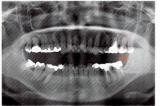
図1 初診時パノラマX線写真。上顎左側第二大臼歯は、根尖性歯周炎に罹患していた。

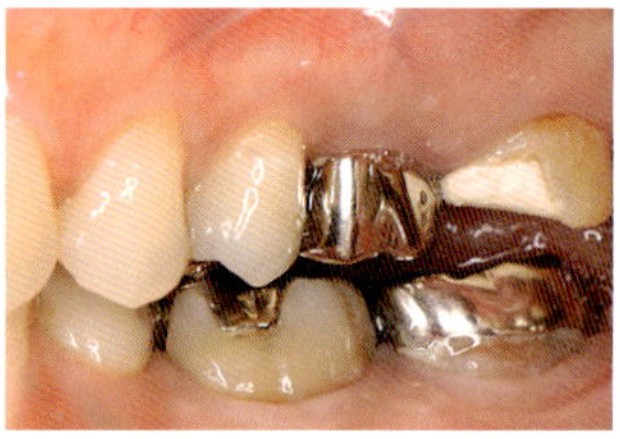

図2 第二大臼歯根管治療中の口腔内写真。

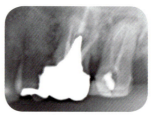
図3 同デンタルX線写真。

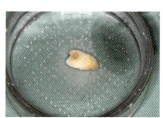
図4 解凍後の凍結保存歯。歯根膜の状態は良好であった。

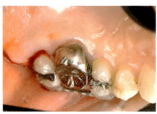
図5 移植直後の口腔内写真。ワイヤーとスーパーボンドにて移植歯を隣在歯と固定した。

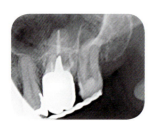
図6 同デンタルX線写真。

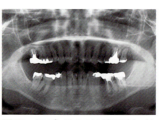
図7 同パノラマX線写真。抜歯窩に移植歯がゆるく止まった状態である。

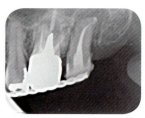
図8 移植後1ヵ月のデンタルX線写真。歯髄処置後、根管充填を行った。

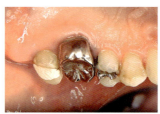
図9 移植後3ヵ月の口腔内写真。周囲歯肉組織の改善がみられる。

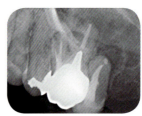
図10 移植後3ヵ月のデンタルX線写真。周囲骨再生がみられた。

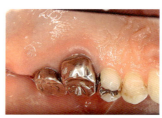
図11 移植後3年6ヵ月の口腔内写真。周囲組織は良好に経過している。

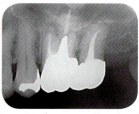
図12 同デンタルX線写真。根尖部の透過像は改善している。

インプラント治療により下顎偏位の改善を図った症例　66

甲斐智之（兵庫県開業）

症例の概要

臼歯部欠損、臼歯部の干渉をともなう口腔内は顎偏位を生じている場合が多い。インプラントによる補綴を行うとき、顎偏位を改善しておかないとタッピングの安定を欠き、咀嚼運動の障害を引き起こす。

本症例は、顎関節の形態異常をCT上で認めた。咬合平面は右上がりであり、臼歯部欠損にともなう顎関節部へのコンプレッション状態が長期にわたっていると考えられる。

処置内容とその根拠

上下の保存不可能な歯は戦略的抜歯を考え、インプラント埋入を行った。免荷期間は暫間インプラントを用い、二次手術後はプロビジョナルレストレーションを装着した。上顎の咬合平面を瞳孔ライン、カンペル平面に対しておおよそ平行になるように、またHIP平面、上唇との位置関係も含めて整合性がとれるように設定した。引き続き、上顎咬合平面に対して下顎のアプライアンスを行い、顆頭安定位に誘導した。適切なアンテリアガイダンスの付与を行い、最終補綴装置を装着した。

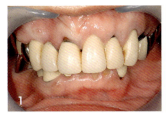 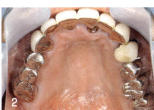 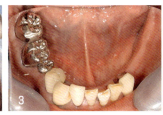 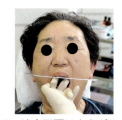

図1～3　初診時口腔内写真。下顎左側臼歯部の喪失により左右のバーティカルストップのバランスが崩れ、さらに不適切な補綴装置により、下顎位が適正でないことが予測される。　図4　咬合平面は右上がりで、下顎偏位が予測される。

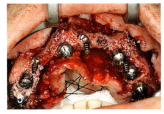 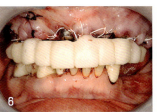 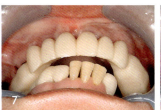 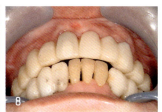

図5、6　咬合平面は瞳孔ラインに平行であり、そこから割り出した深度に各インプラントを正確に埋入した。　図7、8　上顎のインプラントを利用したプロビジョナルレストレーションを装着し、前頭面ローテーションの改善を行った。

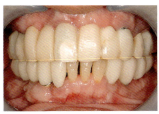 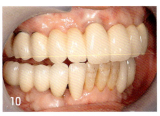 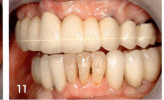 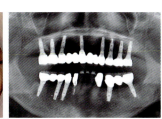

図9　プロビジョナルの調整を終え、下顎偏位がほぼ改善された状態。　図10、11　最終補綴装置装着時のアンテリアガイダンスの確認。アルカスディグマを用いた顎機能運動の確認終了後、最終補綴へと移行した。　図12　骨の平坦化が得られ、安定したインプラント辺縁周囲骨の維持が観察できる。

67 インプラントアバットメント素材の変遷

木村健二（千葉県開業・歯科技工士）

症例の概要

近年、歯科素材の改良やCAD/CAMの発達により、さまざまな素材のインプラントアバットメントが製作可能となった。多くの選択肢のなかから、口腔内で壊れないもの、生体親和性の良いものを、歯科医師の指示と相談のもと、症例ごとに検討していく必要がある。今回は素材別にアバットメントの特徴を分類し、現段階で良いと思われるアバットメント製作方法について考察した。

処置内容とその根拠

インプラントアバットメントの素材である白金加金、金属、ジルコニア、ナノジルコニア、HIPジルコニアについて、強度、硬度、生体親和性、審美性、電位差、操作性、CAD/CAM製作の可否、ジョイント部形態が与える影響の各項目を考察した。その結果、現段階では既製チタンアバットメントにカスタム形態を付与したナノジルコニアを接着する方法およびHIPジルコニア製アバットメントに優位性があると考えられた。

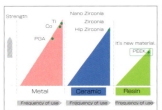
図1　現段階における、アバットメント製作が可能なマテリアルの使用頻度と強度の相関図。

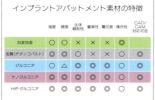
図2　各素材の特徴について分類した。症例ごとに適する素材を選択することが重要である。

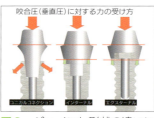
図3　ジョイント形状の違いにより、咬合圧の受け方が異なる。

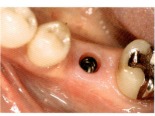
図4　Straumann RC ボーンレベルインプラントが埋入された口腔内。

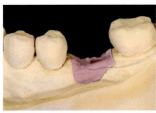
図5　模型製作。優位性があると考えられるHIPジルコニア製アバットメントを製作。

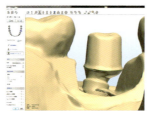
図6　Straumann CARESにてアバットメントの設計を行う。

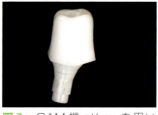
図7　CAM機etkonを用いてHIPジルコニアの加工を行う。

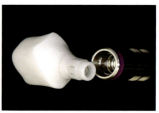
図8　焼成時にガス圧などをかけることで、曲げ強度が大幅に上昇し色調に透明感が出る。

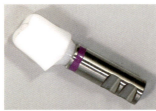
図9　ジョイント部がジルコニアどうしでも相性が良いものが出てきている。

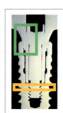
図10　Straumann RC ボーンレベルインプラントとアバットメントの接合部断面および回転防止機構。接合部においては、マイクロギャップ防止にすぐれたコニカル形状をスクリューにも配置した二重のコニカル形状となっている。回転防止機構においては、より幅の広い面で受ける高精度のものとなっている（画像提供：ストローマン・ジャパン株式会社）。

図11　アバットメント素材を選ぶ際、フィクスチャージョイント部の構造を考慮したい。

インプラント埋入深度が周囲組織に及ぼす影響
―プラットフォームスイッチングタイプを用いて―

坂根清文（京都府開業）

症例の概要

1999年1月から2014年1月までにインプラント補綴装置装着後5年以上の経過観察が行えた73名、257本のアンキロスインプラントの埋入時の歯槽骨に対する埋入深度の違いが、その後のインプラント周囲骨の骨吸収、再生組織、審美および炎症に対してどのように影響するか検討を行った。埋入深度の基準は、クラスⅠ：骨縁上、クラスⅡ：骨縁、クラスⅢ：骨縁下0〜1mm、クラスⅣ：骨縁下1〜2mmとした。なお、アンキロスインプラントシステムはプラットフォームシフティングタイプインプラントである。

処置内容とその根拠

埋入深度が骨縁より深いクラスⅢ、クラスⅣにおいて、インプラントテーブルへの骨添加がされやすく、歯間乳頭が維持され審美的にすぐれていた。この傾向はクラスⅢよりさらに深く埋入したクラスⅣにおいて、より顕著であった。プラットホームシフティングタイプであるアンキロスインプラントシステムにおいて、骨縁より深く埋入することによりインプラントテーブル上に添加した骨を除去することなくアバットメントが装着できる。また、アバットメントとインプラントの接合部にマイクロギャップおよびマイクロムーブメントが少ないことにより、この骨が維持された結果、骨の吸収を抑制し、歯肉の安定をもたらしていると考えられる。

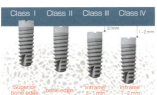
図1　埋入時の深度のクラス分け。

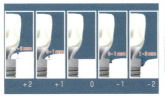
図2　埋入後のインプラント周囲骨のレベルの評価基準。

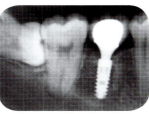
図3　上部構造装着後3年のデンタルX線写真。

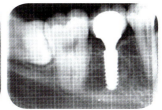
図4　上部構造装着後11年のデンタルX線写真。

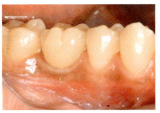
図5　上部構造装着後3年後の口腔内写真。

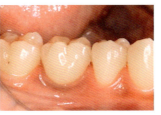
図6　上部構造装着後11年後の口腔内写真。

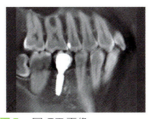
図7　同CT画像。

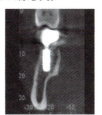
図8　同CT画像（前頭断）。

表1　対象者の年齢、性別および人数

	No.of subject	Age	No.of implants
Male	34	30-79	121
Female	39	29-76	136
Total	73	29-79	257

表2　埋入時の深度のクラス別の本数および割合

	No.of implants	Distribution(%)
Class Ⅰ	2	0.08
Class Ⅱ	52	20
Class Ⅲ	85	33.1
Class Ⅳ	118	45.9

表3　上部構造装着直後と5年後のインプラント周囲骨のレベル

		Bone apposition			Non change	Bone absorption			
		+2	+1	Sub Total(%)	0	-1	-2	Sub Total(%)
Class Ⅰ 2	Just after	0	0	0	0	2	0	100
	5 years	0	0	0	0	0	2	100
Class Ⅱ 52	Just after	0	2	3.8	33	14	3	32.7
	5 years	0	1	1.9	18	22	11	63.5
Class Ⅲ 85	Just after	7	49	65.9	24	5	0	5.9
	5 years	5	36	48.2	28	10	6	18.8
Class Ⅳ 118	Just after	64	49	95.8	5	0	0	0
	5 years	49	38	73.7	14	12	5	14.4
Total 257	Just after	71	100	66.5	62	21	3	9.3
	5 years	54	75	50.2	60	44	24	26.5

表4　上部構造装着直後と5年後の歯肉炎、アバットメントの露出、歯間乳頭の消失の有無

		inflammation of abutment	Exposure of abutment	Disappearance of interdental papilla
Class Ⅰ	Just after	0	2	2
	5 years	0	2	2
Class Ⅱ	Just after	6	2	3
	5 years	2	18	27
Class Ⅲ	Just after	8	0	9
	5 years	6	9	20
Class Ⅳ	Just after	0	0	0
	5 years	6	2	12

- 1章 Bone augmentation
- 2章 Sinus augmentation
- 3章 Peri-implantitis
- 4章 Computer aided surgery
- 5章 Implant restoration
- 6章 Orthodontic implant
- 7章 **Implant follow-up**
- 8章 Immediate placement

69 上顎小臼歯部にパンチアウト法によるフラップレスインプラント埋入を行った症例

佐藤俊哉（神奈川県開業）

症例の概要

患者は、51歳の女性。|4の痛みを主訴として来院。慢性根尖性歯周炎、および骨縁下う蝕のため予後不良と判断して、患者同意のもと抜歯。患者はインプラント治療を希望。抜歯後4ヵ月、インプラントを埋入。同時にヒーリングアバットメントを装着して免荷期間を置き、埋入後約3ヵ月で最終補綴を行った。補綴後2年以上経過し、患者は満足して問題なく経過している。

処置内容とその根拠

患者はインプラント治療を強く希望。また、遠方よりの通院のため、通院回数が少なく痛みや腫れの少ない治療を望んだ。そこで、パンチアウト法によるフラップレスの埋入手術および1回法と類似した術式を計画した。この方法は、患者の外科的侵襲が少ないが、術前のCTよる診査・診断、術者のフラップ形成およびフラップレスによるインプラント埋入経験、患者のフラップレスによる埋入の利点、欠点の理解の必要性などがある。

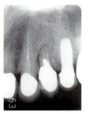
図1 歯根膜腔の拡大と骨縁下う蝕を認め、予後不良と判断し、患者了承のもと抜歯した。

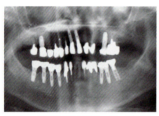
図2 患者はすでにインプラント治療を受けており、利点、欠点を理解している。

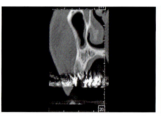
図3 CT撮影を行い、診査・診断を行った。

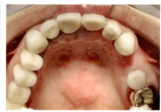
図4 術前口腔内所見として、特に問題はなかった。

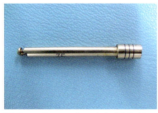
図5 パンチアウト用のサーキュラードリルを用いた。

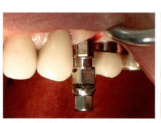
図6 通法に従って埋入を行い、埋入深度を確認。

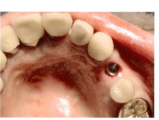
図7 ホルダーを外して、確認を行った。

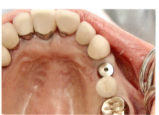
図8 ヒーリングアバットメントを装着。

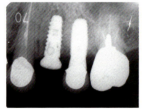
図9 X線画像で確認。問題ないと判断し、手術を終了。

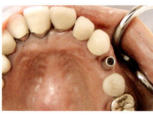
図10 3ヵ月後、オッセオインテグレーションの獲得を確認。アバットメントを所定のトルクで装着。

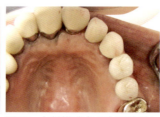
図11 上部構造（MB）を装着して、メインテナンスに移行した。

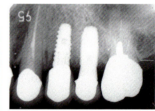
図12 2年以上経過して、特に問題なく経過している。

上顎第一小臼歯欠損に対しHAインプラントを埋入した症例

70

佐藤浩史（東京都開業）

症例の概要

患者は52歳、男性。全体的に治療をしたいという主訴で来院。診査の結果、全顎的にう蝕や不適合補綴物が多数認められた。欠損部位も補綴処置などは行われず放置されている。

処置内容とその根拠

上顎第一小臼歯単独欠損の場合、ブリッジ治療ではガイドとなる犬歯を削除することが大きなデメリットとなるため、今回のようなインプラント治療が最善と思われる。いわゆる「ネガティブキャンペーン」以降、インプラントというだけで反対されることが多くなってきた。「インプラントは危険」というイメージだけで判断されることは患者さんにとっても不利益であり、とても残念なことである。

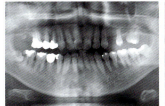
図1　術前パノラマX線写真。う蝕歯や不適合補綴物が認められる。

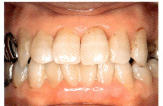
図2　術中正面観。

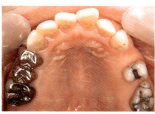
図3　術中上顎咬合面観。7|は近心傾斜している。

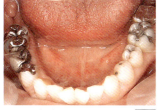
図4　術中下顎咬合面観。|87は保存不可能なため抜歯を行った。

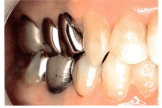
図5　術中右側側方面観。補綴物のほとんどが20年以上前に治療を行ったものであった。

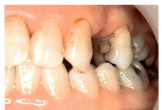
図6　術中左側側方面観。|4欠損の隣在歯は生活歯である。

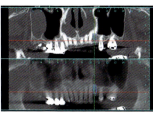
図7　10DRによる上顎CT解析画面。

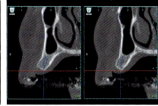
図8　埋入予定部位のCT解析画面。スプラインツイストMP-1 直径3.75mm×長さ10mmを埋入した。

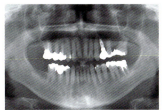
図9　術後パノラマX線写真。

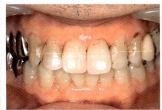
図10　術後2年9ヵ月の正面観。

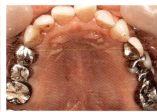
図11　同上顎咬合面観。上部構造はハイブリッド前装白金加金冠。

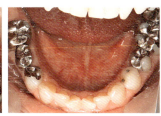
図12　同下顎咬合面観。

71 上顎臼歯部に対するプラットフォームスイッチングタイプショートインプラントの4年経過症例

佐藤文明（東京都開業）

症例の概要

初診：2009年2月
患者年齢および性別：62歳、男性
主訴：右側臼歯部で噛めない。インプラント治療を受けたい。
現病歴：5年前、他院にて7 6|を抜歯。その後、義歯を製作したがなじめず、家族からの勧めで来院した。
治療方針：CTより、上顎骨は萎縮し、骨高は5〜6 mmであることがわかった。サイナスリフトなどの骨造成が適応であるが患者は拒否したため、ショートインプラントを用いて対応することで同意を得た。

処置内容とその根拠

　ショートインプラントの成功率は83〜100%（平均95%）と報告され、文献上では従来のインプラントの成功率と遜色ない。しかし、長いインプラントと比較してその維持に不安も残ることから、インプラントの直径拡大や本数を増やして表面積を増加することで対応した。また良好なオッセオインテグレーション獲得のためにアダプテーションテクニック、バイコーチカル固定を行い、さらにプラットフォームスイッチングにより、辺縁の骨吸収を抑制するよう配慮した。上部構造装着から4年経過したが、良好である。

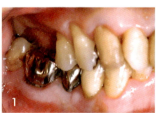
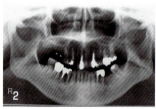
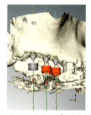
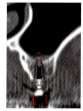

図1、2　術前の口腔内写真とパノラマX線写真。骨高は5〜6 mmで、骨造成が必要であると思われたが、同意が得られなかったためショートインプラントを提案した。
図3　ノーベルガイドにて、ショートインプラントφ5×6 mmを3本埋入する計画を立てた。
図4　初期固定を上げるため、上顎洞底の骨でバイコーチカル固定を行った6|部。

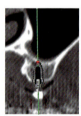
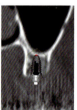
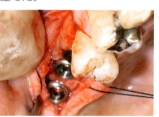
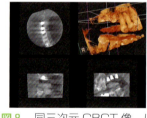

図5　辺縁骨吸収抑制のため、プラットフォームスイッチングタイプを採用した7|部。
図6　アダプテーションテクニックでオステオトーム効果による骨質改善を図った8|部。
図7　埋入時。インプラントはAlphatite Implant F-type（KENTEC社）を3本用いた。
図8　同三次元CBCT像。ほぼ計画どおりに埋入できた。

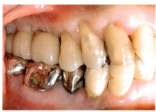
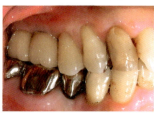
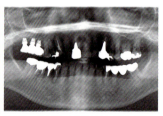
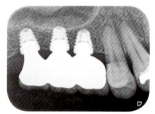

図9　埋入後3ヵ月時に上部構造装着。ショートインプラントは治療期間短縮にも有効である。
図10　4年経過時。周囲歯肉の状態も安定。今後も定期的なフォローアップを行いたい。
図11　同パノラマX線写真。周囲骨の状態も良好。ペリオテスト値はすべて−3を示した。
図12　同デンタルX線写真。辺縁骨に吸収もなく、骨梁構造も明瞭で経過も良好である。

骨縁下埋入したインプラント周囲骨の評価

72

関　康宏（東京都勤務）

症例の概要

　インプラント周囲の骨は、ソーサライゼーションによって経年的に1～2mm程度の骨吸収が起こる。インプラント周囲骨を確認する際に、近遠心的な確認はデンタルX線で可能だが、頬舌的な確認はできない。現在では、CT画像を用いて頬舌的な骨形態や厚みを確認できるようになった。今回、埋入直後のインプラント周囲骨の状態と、約3年経過後の状態を頬舌的な骨の厚みとともに比較・考察したので報告する。

処置内容とその根拠

　本症例はインプラント体頬側骨が薄い骨にもかかわらず、骨吸収もなく骨の新生が認められた。これは、フラップデザインと骨の陥凹形態が血餅の維持に適していたことと、使用したインプラントのインプラント-アバットメント接合部がロングテーパーコネクションを有し、インプラント周囲の骨吸収を誘発していないためと考えられる。

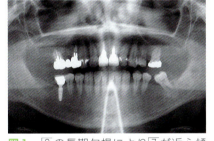

図1　6の長期欠損により7が近心傾斜していた。

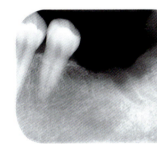

図2　7は対合歯との咬合により動揺、咬合痛が発現したため抜歯した。

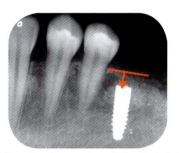

図3　アンキロスインプラントを使用し、骨縁下約2mmに埋入。

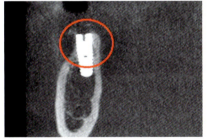

図4　術後CT画像。厚い舌側骨壁が存在し、インプラントは既存骨内に埋入された。

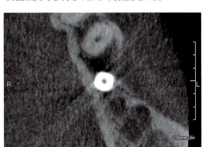

図5　インプラント頬側の骨は薄く、陥凹形態を呈していた。

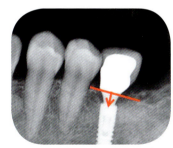

図6　上部構造装着後3年のデンタルX線写真。骨吸収像は認められない。

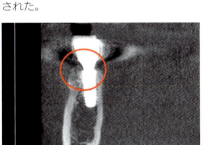

図7　同CT画像。頬側に約3mmの皮質骨様の不透過像が認められる。

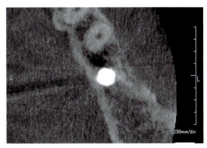

図8　両隣在歯の骨の豊隆に囲まれた部分に骨の新生が認められる。

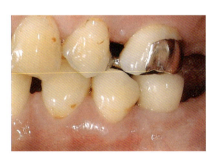

図9　インプラント周囲組織も安定している。

73 上顎臼歯部欠損にショートインプラントを用いて咬合機能を回復した症例

津川順一（東京都開業）

症例の概要

患者は52歳、男性。左側上顎臼歯部の欠損を主訴に当院を受診。6 7欠損であり、約12年前に当該歯を抜歯したとのこと。また、左側下顎臼歯部からの排膿も主訴としている。口腔内は7 8が対合歯欠損のため挺出しており、8は智歯周囲炎のため排膿している。また、6欠損、6欠損に対しブリッジによる補綴がされている。今回、左側上顎臼歯部欠損に対してショートインプラントを用いて機能回復処置を行うこととした。

処置内容とその根拠

6 7部は上顎洞底までの骨高がそれぞれ8.2mm、7.5mmであり、上顎洞に対する処置は希望されなかったため、ショートインプラントを用いて機能回復を行うこととした。6 7部にそれぞれNobel Speedy Shorty RPを埋入し、上部構造はチタンフレームを用いたハイブリット型レジンにて咬合機能回復を行った。現在まで、歯周組織・補綴・咬合的に問題なく経過している。

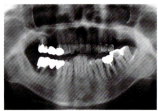 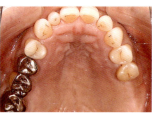 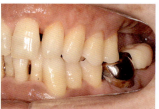 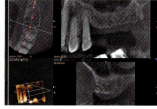

図1 初診時パノラマX線写真。6 7欠損を主訴としている。

図2 同上顎咬合面観。6 7欠損部の骨幅は保存されている。

図3 術前側方面観。8は抜歯、7は抜髄処置をし、プロビジョナルレストレーションを装着した。

図4 同CBCT画像。8部で骨厚8.2mm、7部で骨厚7.5mmであり、ショートインプラントの適応症である。

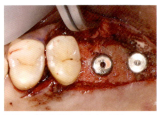 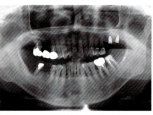 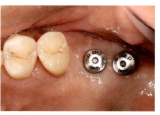 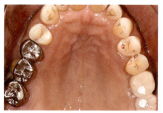

図5 6 7部にNobel Speedy Shorty RP埋入。カバースクリューを装着し、2回法とした。

図6 埋入直後のパノラマX線写真。

図7 二次手術後の口腔内写真。歯周組織に炎症は認めない。

図8 プロビジョナルレストレーション装着。咬合の安定を図った。

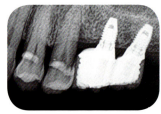 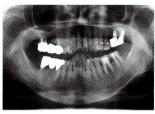 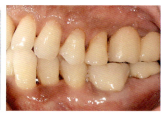 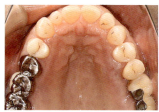

図9 最終上部構造セット時のデンタルX線写真。咬合力の分散を図るため、連結冠とした。

図10 同パノラマX線写真。

図11 最終上部構造装着後の側方面観。健全な歯周組織が認められる。

図12 同咬合面観。上部構造はスクリュー固定式とした。

咬合崩壊が予期された欠損部をインプラントにより改善した症例

74

徳永淳子（神奈川県勤務）

症例の概要

初診：1999年11月
患者年齢および性別：39歳、女性
主訴：右下ブリッジ部が腫れた。

　患者は10年間臼歯部の再治療・転院を繰り返し、精神的ストレスとなっていた。可撤性義歯とインプラント治療の利点・欠点を患者に説明したところ、患者はインプラント治療を希望した。初診から15年、長年の再治療に歯止めがかかり、インプラント治療によって咬合崩壊の危険も回避された。現在メインテナンスにより良好な経過をたどっている。

処置内容とその根拠

　1999年12月主訴である6̄抜歯。抜歯窩治癒後6̄7̄部インプラント埋入。後に8̄抜歯。術後6ヵ月で上部構造装着。4年後、6̄の分岐部病変により抜歯。6̄7̄部インプラント埋入し、8̄抜歯。後に上部構造装着。初診から11年後、2̄の歯根破折により抜歯、インプラントを埋入。半年ごとのメインテナンスを継続し、初診から15年経過。咬合崩壊が予期された口腔内にインプラント治療を適用したことで度重なる再治療を回避し、咬合機能安定を保っている。

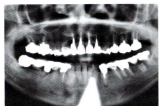 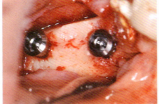 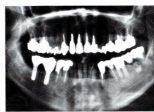 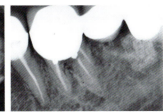

図1　初診時パノラマX線写真。
図2　7̄6̄部インプラント埋入。
図3　術後3年パノラマX線写真。
図4　初診から4年後。6̄の分岐部に腫脹、排膿の所見が認められた。

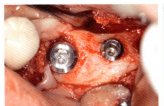 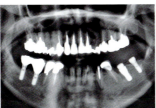 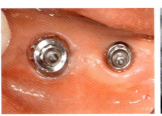 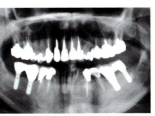

図5　6̄7̄部インプラント埋入。
図6　6̄7̄部インプラント埋入後のパノラマX線写真。
図7　術後4ヵ月。歯肉状態は良好である。
図8　6̄7̄部上部構造装着後のパノラマX線写真。

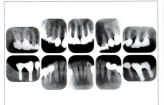 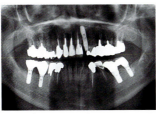 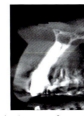 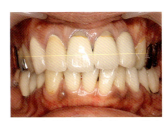

図9　初診から6年後のX線写真。骨吸収も認められず経過良好である。
図10　2̄部インプラント埋入後パノラマX線写真。
図11　2̄部インプラント埋入2年後のCT写真。
図12　初診から14年後の口腔内写真。

75 インプラントを用いた上顎前歯欠損咬合回復症例

冨山雅史（東京都開業）

症例の概要

初診：2008年6月
患者年齢および性別：62歳、女性
治療経過：2009年2月に一次手術として、7〜3部に4本、5〜7部に3本のブローネマルクインプラントを埋入し、11月に上部構造物を装着した。

本症例は、すれ違い咬合一歩手前の患者に対しインプラントによる臼歯部の咬合回復を行った。その後、定期的なメインテナンスを行ったが、上顎前歯部のブリッジが脱離したため抜歯し、同部位にインプラント治療を行った。

処置内容とその根拠

2012年2月に②1|1②③④⑤ブリッジ脱離で来院。|2根尖部粘膜にフィステル、|3 5が二次う蝕のため保存不可能と診断し、|2 3 5を抜歯。2013年10月に1〜5部に一次手術、5月に上部構造を装着し、現在に至る。

長期的に良好な咬合状態を維持させるために、インプラント治療は有用であるものの、本症例のようにすれ違い咬合一歩手前の症例では残存歯の余後が悪く、別途インプラントなどの補綴処置が必要になることも多い。

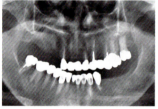
図1　2008年6月初診時パノラマX線写真。

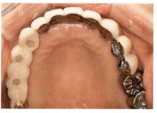
図2　2009年11月上部構造装着時上顎咬合面観。

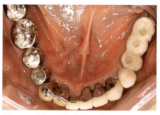
図3　同下顎咬合面観。

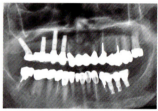
図4　同パノラマX線写真。

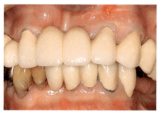
図5　2012年2月口腔内写真。|2にフィステルを認める。

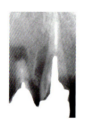
図6　同デンタルX線写真。|3に二次う蝕を認める。

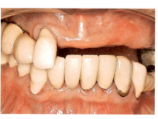
図7　2012年10月正面観。

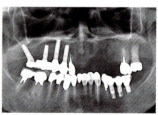
図8　同パノラマX線写真。一次手術前。

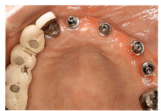
図9　2013年5月マルチユニットアバットメント装着時。

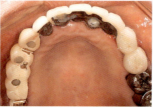
図10　同上部構造装着時上顎咬合面観。

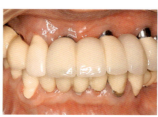
図11　同正面観。

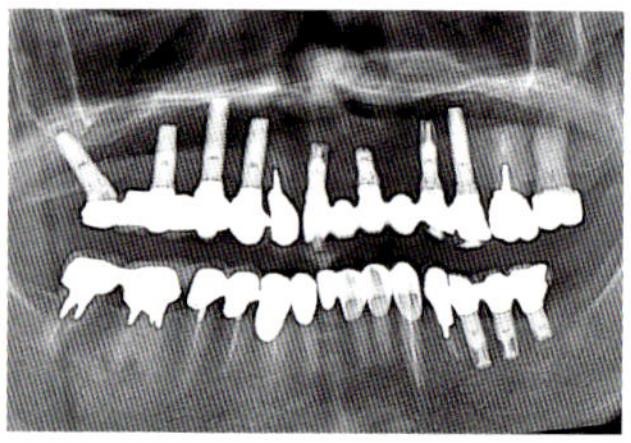

図12　同パノラマX線写真。インプラントで咬合が回復し、患者も満足している。

下顎最後方に単独インプラント埋入したアバットメント破折のフォローアップ症例

76

中川威彦(東京都開業)

症例の概要

患者は55歳の男性で、咀嚼障害を主訴に全顎治療を希望して来院。6|6にシングルスタンドのインプラントを使用し、上部構造は白金加金のクラウンを仮着。その後2年弱で|6の上部構造の動揺で来院。アバットメント下部がインプラント体プラットフォーム内面に残留していた。破折部除去後、プロビジョナルクラウンを2ヵ月ほど装着し、スクリューの緩みがないことを確認して最終補綴を行った。

処置内容とその根拠

アバットメント破折部を超音波スケーラーにかけ、さらにコーヌス鉗子にて引き出し、それを繰り返すものの容易には除去できないため、破折部内面への少量切削を行って除去した。この場合、プラットフォーム内面を可能な限り損傷させずに破折部分を除去しないと既製のアバットメント、補綴システムが使用できなくなる。また、切削する部位も考慮しないとアバットメントが緩みやすくなる可能性もある。

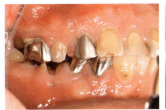
図1 2010年11月、咀嚼障害を主訴に全顎治療を希望して来院された。

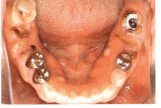
図2 |6はシングルスタンドのインプラントを使用。白金加金クラウンを同年9月に仮着。

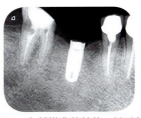
図3 上部構造装着後の2013年7月、|6の上部構造の動揺で来院した。

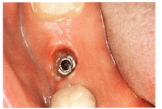
図4 破折アバットメント下部がインプラント体プラットフォーム内面に残留していた。

図5 上部構造はカスタムアバットメントに白金加金クラウンを仮着していた。

図6 使用したテーパードスクリューベント。アバットメントの六角部が本体に嵌合する。

図7 除去時、内面六角の角部を削らないようにすることが重要である。

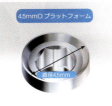
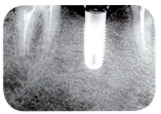
図8 超音波スケーラー、コーヌス鉗子、内面切削で除去できた。除去時のデンタルX線写真。

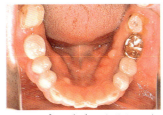
図9 プロビジョナルレストレーションを約2ヵ月間装着。スクリューの緩みがないか経過観察した。

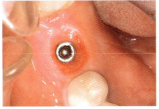
図10 プラットフォーム内面。少しではあるが損傷が認められる。

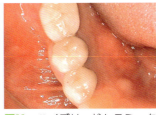
図11 ハイブリッドセラミックスにて上部構造を仮着した。

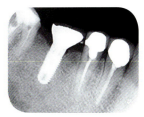
図12 上部構造装着時デンタルX線写真。メインテナンス時の咬合診査などは重要で、今後も経過観察が必要。

77 当院におけるインプラント破折症例の再治療に対する検討

中野喜右人（兵庫県開業）

症例の概要

アンキロスインプラントの破折した3症例はすべて撤去した。A-11・A-14・B-14撤去後、それぞれにB-11・B-14・B-11を再埋入した。その後、1症例は2年半経過後にアバットメント破折による上部構造の脱落にて来院（症例B）。同じく破折したザイブインプラント2症例の中の根尖部のインプラント体を残し撤去した1症例は、さらにその遠心部にインプラントを2本追加埋入した（症例E）。2年後、上部構造が動揺を来たし来院。追加埋入のインプラントは撤去に至った。

処置内容とその根拠

ザイブインプラントの再々治療症例はインプラント支持での可撤性義歯、アンキロスインプラントの症例はスクリュー固定式上部構造とした。今回は過剰な咬合力により保持力の弱い部分の仮着セメントが外れ、残ったインプラントに過剰な咬合力がかかったと考えられる。そのため、咬合力の強い症例はネジ止め構造、もしくは各インプラントの保持力の均一化や強固なセメントによる合着が推奨される。Class II Low Angle症例での大臼歯部へのインプラント治療は特に注意が必要である。

症例	インプラント	破折時経過年数	骨格タイプ		欠損分類	部位
A	A-11	2年	Class II	Low Angle	単独	大臼歯
B	A-14	1年	Class II	Low Angle	連結 Free-end	大臼歯
C	B-14	7年	Class I	Low Angle	単独	大臼歯
D	ザイブインプラント φ4.5×1.3mm	1年	Class II	Low Angle	単独	大臼歯
E	ザイブインプラント φ3.8×18mm	2年	Class II	Low Angle	連結 Extension	小臼歯（大臼歯）

表1 再々治療の2症例（赤字の症例Bと症例E）の共通点は①咬合力が強い、②連結された上部構造の仮着である

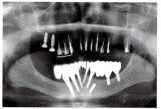
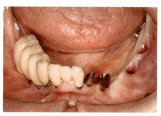

図1 症例Eのパノラマ X線写真。インプラント体が破折し「6 7」にインプラント2本を埋入し上部構造を製作した。

図2 2年後、動揺を主訴として来院。「6 7」のインプラントはディスインテグレーションのため撤去。

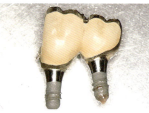
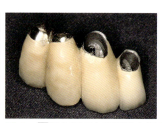
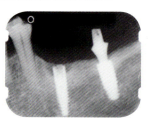
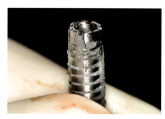

図3 上部構造体が付いたまま撤去したインプラント。近心部は口腔内にて撤去前に切断。

図4 「5」遠心部で上部構造を切断した。仮着セメントは冠内面にはすでにまったく残っていない。

図5 症例B。仮着脱離由来の過荷重ではなく、インプラント径が細いためと考えた。

図6 テーパー接合のインプラント構造では"active safe"の考え方を取り入れることが難しいのかもしれない。

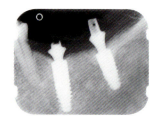
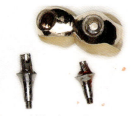
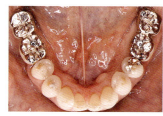
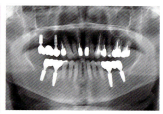

図7 再々治療後。径の太いインプラント体を使用したため今度はアバットメントが破折。

図8 破折したアバットメントの冠内面にのみテンポラリーセメントが残っている。

図9 今度は脱離に抵抗する維持力の均一化を期待しスクリュー固定式上部構造とした。

図10 再々治療後のパノラマX線写真。

下顎小臼歯部をインプラントで咬合回復した症例

78

南光 勉（滋賀県勤務）

症例の概要

患者は56歳、女性。初診は2009年1月。主訴は7のクラウン脱離であるが、5の欠損（数年前に他院で抜歯）の治療も希望されたため、主訴の改善を図ったのち、患者の希望で、5の欠損部位にインプラントで咬合回復を行った。その後、1年半が経過した時点で、反対側の5に歯根破折を認めたため、抜歯を行い、同じくインプラントによる咬合回復を行った。

処置内容とその根拠

5は抜歯後、数年経過していたが、骨幅・下顎管までの距離は十分であったため、Straumann インプラント（φ4.1×10mm RN SP）を埋入。免荷期間の後、最終補綴へと移行した。治療終了後、定期的にメインテナンスを行っていたが、1年半経過した時に5の歯根破折を認めたため、反対側と同様にインプラントによる補綴処置を行った。その後、パラファンクションが懸念されたため、予防的にナイトガードを使用している。

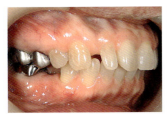 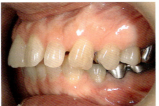 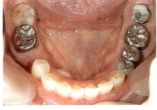 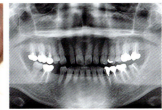

図1 初診時の口腔内写真、右側面観。口腔清掃状態は良好。
図2 初診時の口腔内写真、左側面観。
図3 初診時の口腔内写真、下顎咬合面観。
図4 初診時パノラマX線写真。5は数年前に他院で抜歯。

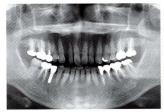 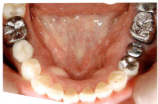 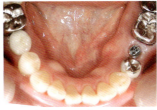 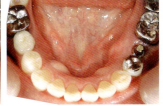

図5 5インプラント埋入後のパノラマX線写真。5はインプラントにより咬合回復を行った。
図6 5にインプラント埋入。初期固定は良好。
図7 5のインプラント埋入後2ヵ月。
図8 5のインプラントにアバットメントを装着。

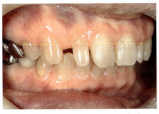 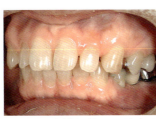 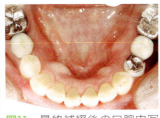 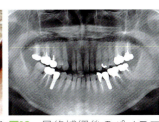

図9 最終補綴後の口腔内写真、右側面観。
図10 最終補綴後の口腔内写真、左側面観。
図11 最終補綴後の口腔内写真、下顎咬合面観。最終補綴はPFMで補綴。
図12 最終補綴後のパノラマX線写真。

79 下顎大臼歯部インプラント治療後のX線像を用いた経過観察

新美寿英（静岡県開業）

症例の概要

初診：2009年8月

患者年齢および性別：54歳、女性

主訴：6⏌の腫脹および痛み。

現病歴：2009年10月、6⏌抜歯。抜歯後6ヵ月に4.1×10mmのインプラント（Straumann）を埋入した。手術時の骨質および初期固定は良好であった。埋入後4ヵ月で印象採得し、メタルセラミッククラウンを合着し最終補綴とした。埋入後3年6ヵ月のX線所見においてインプラント周囲組織は安定している。

処置内容とその根拠

抜歯直後のデンタルX線（図2）に比べ、抜歯後6ヵ月（図3）では抜歯窩の不透過性を認め、ボーンマッピングにて骨の形状や硬化も確認した。しかし、埋入直後の図5のパノラマX線ではインプラント周囲に透過像を認めた。この画像所見の差は単純・断層の撮影方法や画像のコントラストの違いが考えられる。したがって、術前にはパノラマ、デンタル、CTの各種X線像およびボーンマッピングなどの複合的な診査の必要性が示唆された。

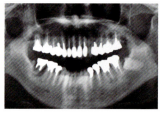 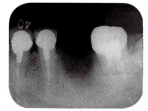 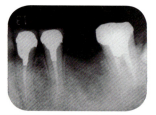

図1 初診時パノラマX線像。7⏌6⏌に根尖病巣を認める。

図2 抜歯直後のデンタルX線像。抜歯窩に透過性を認める。

図3 抜歯後6ヵ月（埋入前）のデンタルX線像。抜歯窩に不透過性の亢進を認める。

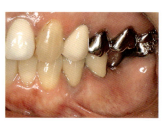 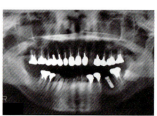 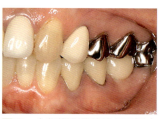

図4 埋入前の口腔内写真。6⏌相当部歯肉の状態は良好である。

図5 埋入直後のパノラマX線像。インプラント周囲に透過像を認める。

図6 上部構造装着時の口腔内写真。インプラント周囲歯肉は安定している。

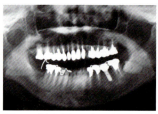 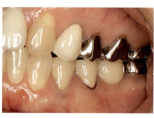 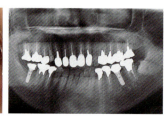 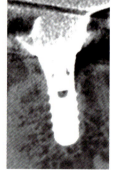

図7 埋入月のパノラマX線像。インプラント周囲骨は不透過性を亢進している。

図8 埋入後3年6ヵ月の口腔内写真。特に問題なく経過している。

図9 同パノラマX線像。インプラント周囲骨は安定している。

図10 同CT画像。CTで見ても周囲骨は安定していることが認められる。

凍結保存を行った移植歯の予後に関する検討

80

二木由峰(広島県開業)

症例の概要

広島大学では磁場を利用したプログラムフリーザーを用いて歯根膜細胞の長期凍結保存法を確立し、2004年より「歯の銀行」を企業化した。当院では、多くの患者の抜去歯の凍結保存を行うと同時に、その移植も行ってきた。今回は歯の凍結保存の現状を、移植後の予後を踏まえて報告する。

処置内容とその根拠

「歯の銀行」では、現在までに約600名、合計1,000本以上の抜去歯を保存している。凍結保存後の移植については現在までに110例行い、アンキローシスなどの所見を認めたものは23症例であった。しかしながら、これらのうちで部分的なアンキローシスが生じてはいるものの臨床上問題のない症例が13例あり、完全に保存不可能となったものは7例であった。

結論として、凍結保存歯の生存率は、即時歯牙移植と比較して若干劣るものの、十分に臨床応用が可能であることが示唆された。われわれは「歯の銀行」を通して、移植治療の応用範囲を広げることにより、もう一度天然歯の大切さを伝えていきたいと考えている。

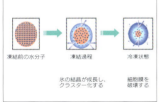

図1 凍害発生のメカニズム。

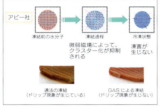

図2 Cells Alive System (CAS)。細胞を破壊することなく、凍結保存が可能となる。

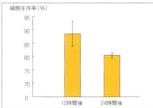

図3 細胞生存率と経過時間との関係。

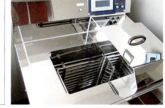

図4 CASフリーザーの特徴：①磁場強度の設定が可能、②植氷時間の設定が可能、③最終到達温度の設定が可能。

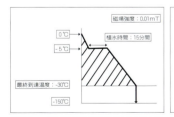

図5 歯根膜細胞に対するCASフリーザーの至適条件。

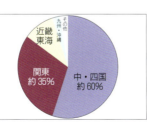

図6 地域別に見た「歯の銀行利用者」の割合。

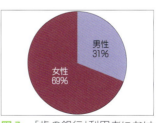

図7 「歯の銀行」利用者における男女比（n＝502名）。

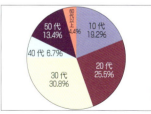

図8 年齢別男性患者。

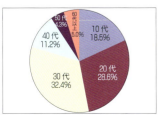

図9 年齢別女性患者。

表1 移植後の凍結保存歯の予後(n＝110、平均凍結期間40日間、平均術後観察期間3年5ヵ月)

正常な治癒	歯根吸収をともなわないアンキローシス	抜歯に至った症例
79%(87例)	15%(16例)	6%(7例)

81 角化粘膜不足の下顎大臼歯部へのインプラント治療

西原秀幸（群馬県開業）

症例の概要

患者は59歳、女性で、左側下顎臼歯の咬合痛を主訴に来院。「6は歯根破折で腫脹を繰り返していたため抜歯となり、患者はインプラント治療を希望した。本症例では歯肉歯槽粘膜境が歯槽頂付近に存在しており、インプラント周囲に角化粘膜が不足していたため、二次手術時に切開法を工夫することにより、ある程度の角化粘膜が獲得できた。その後良好に経過しているのでここに報告する。

処置内容とその根拠

インプラント周囲の角化粘膜が乏しく、上部構造装着後の予知性を考慮すると清掃性の問題が生じると判断した。そのため、二次手術時には歯槽頂より舌側から部分層弁での切開を行い、隣在歯の歯間乳頭は保存したまま縦切開した後、粘膜弁を根尖側に移動させて縫合し、ヒーリングアバットメントを装着した。これにより2mm程度の角化粘膜幅が得られ、清掃性も十分に確立された。

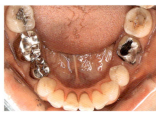
図1　術前の下顎咬合面観。「6は歯根破折しており頬側にフィステルを認める。

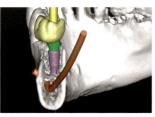
図2　CT撮影後、SIMPLANT®を用いてインプラントの埋入シミュレーションを行った。

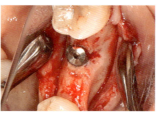
図3　一次手術。抜歯窩の骨性治癒は良好で初期固定が得られた。

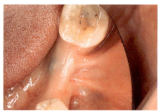
図4　二次手術前。歯肉歯槽粘膜境は歯槽頂に近く、角化粘膜が不足している。

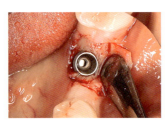
図5　二次手術。歯槽頂より舌側から部分層弁での切開を行った。

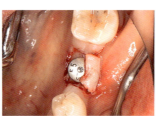
図6　ヒーリングアバットメントを装着し、粘膜弁を根尖側移動させた。

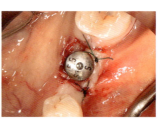
図7　頬側の余った粘膜をロール状に折り込んで縫合。

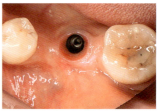
図8　印象採得時。頬側には幅2mm程度の角化粘膜が確認できる。

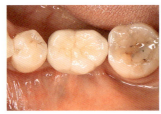
図9　上部構造装着後の咬合面観。メタルボンドクラウンを仮着した。

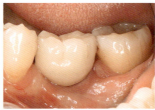
図10　同頬側面観。プラークコントロールは良好である。

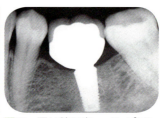
図11　同X線写真。インプラント周囲骨は安定している。

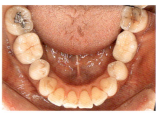
図12　上部構造装着後1年6ヵ月の下顎咬合面観。歯肉退縮もなく経過良好である。

上顎犬歯欠損のインプラント治療症例

82

引間正太（神奈川県勤務）

症例の概要

患者年齢および性別：42歳、男性
主訴：右上が噛むと痛い。

本症例では3|歯根に縦破折があった。そのため、患者に抜歯の必要性を説明し同意を得た。両隣在歯が生活歯であったため患者が生活歯の切削を希望せず、欠損部にインプラント治療を選択することとなった。

処置内容とその根拠

3|歯根破折により抜歯。手術を行うにあたりCT撮影を行った。インプラントはNobelReplace 4.3×13mmを埋入した。最終トルクは20Ncmとしオステルにて ISQ値80を確認、初期固定は良好であった。免荷期間を5ヵ月とした。最終補綴物としてポーセレンクラウンを選択した。最終補綴物装着後1年2ヵ月経過したが口腔清掃状態は良好であり、補綴物の破損および破折は見られない。現在、口腔内環境は良好である。

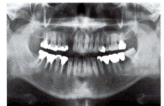
図1　術前パノラマX線写真。抜歯窩の状態は良好である。

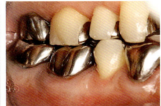
図2　同口腔内右側方面観。アングルI級である。

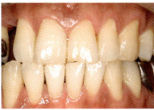
図3　同正面観。欠損部の存在により審美性が損なわれている。

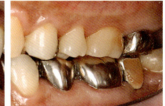
図4　同左側方面観。アングルI級である。

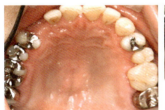
図5　同上顎咬合面観。著しい咬合平面の乱れはない。

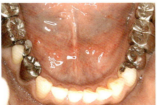
図6　同下顎咬合面観。上顎と同様、著しい咬合平面の乱れは認められない。

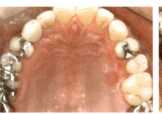
図7　最終補綴物装着後の上顎咬合面観。

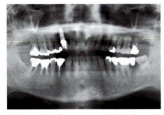
図8　同下顎咬合面観。

図9　同パノラマX線写真。埋入状態は良好である。

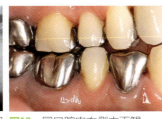
図10　同口腔内右側方面観。

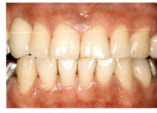
図11　同正面観。口腔内の審美性は術前に比べ回復した。

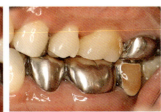
図12　同左側方面観。

83 ライフステージに応じた自家歯牙移植術の有用性について

笛木 貴（群馬県開業）

症例の概要

患者年齢および性別：32歳、女性
主訴：1|根尖部サイナストラクトと歯頸線の不揃い。

1. 1|は感染が激しく、保存不可と診断した。
2. 全顎的に歯列不正を有している。
3. 本症例では抜歯後のインプラント治療における骨量回復と審美回復は難易度が高い。
4. 患者は、将来はともかく、現時点では歯列矯正を視野に入れられないとのこと。

処置内容とその根拠

仮に、同部へのインプラント治療が完璧に施術されたとしても、矯正治療を行っていなければ永続的に全顎的咬合不安定をまねくことになり、後に歯列矯正を希望してもその施術はきわめて困難になる。逆に、この患者に歯列矯正治療後にインプラント治療を行えば矯正治療期間中に顎堤の吸収がより進行し、インプラント治療がさらに難しくなる。今回は自家歯牙移植術を選択することで、将来において矯正治療も視野に入れた全顎的対応が行いやすい環境を構築する方針とした。

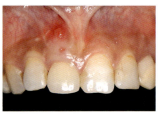
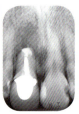
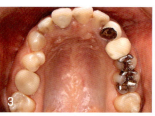

図1　初診時。1|は根尖部サイナストラクトと歯頸線の不揃いが認められる。

図2　根管治療を試みるも感染源を除去しきれず抜歯の診断となった。

図3、4　口腔内は歯列不正を有していた。矯正歯科学的診査の結果、将来的にも|5は自家歯牙移植術のドナー歯として抜歯適応と診断し、患者の同意を得た。

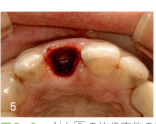
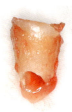
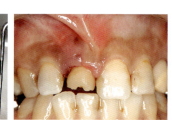

図5、6　1|と|5の抜歯直後の状態。1|は抜歯後に抜歯窩の徹底的な掻爬と骨穿孔を行い十分な出血を確認した。

図7　1|と|5の抜去歯。

図8　咬合に影響がないように形態修正後に固定した。

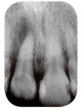
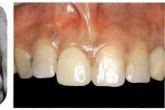
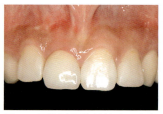
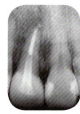

図9　移植直後と根管充填後。歯根膜の存在による骨の回復傾向が確認できる。

図10　仮封冠を修正し、歯頸線がなるべく対称になるように調整する。

図11　最終補綴物装着時。患者の主訴は改善された。

図12　同デンタルX線写真。根尖部の非感染性骨置換様の変化は経過観察していく。

トータル・カスタマイズド・メソッド

福留淳一（東京都開業）

症例の概要

患者は2012年9月初診の70歳、男性。「[2]が痛い、他の歯を削りたくない」を主訴に来院した。

処置内容とその根拠

抜歯時に骨組織のボリュームが減少していても軟組織の形状がよい場合は、その軟組織の形態・ボリュームを維持しつつ、必要な骨組織を誘導し長期安定が得られれば術者・患者ともに喜ばしい。

考察および結論：(i)抜歯する歯牙の周囲健全組織を可及的に傷つけずに保全、(ii)効率的な骨誘導機能を持つマテリアルの使用、(iii)インプラント体とアバットメントのコネクションがリジッドなるがゆえに清潔さを保ち、誘導した組織を失わないインプラントシステム、(iv)軟組織を緊張させることなく清潔・効果的に患部を封鎖するカスタムヒーリングキャップ、(v)ivのカスタムヒーリングキャップでスカルプティングされた形態を最終補綴物にトランスファーする方法、(vi)上記をより効果的に行うためのインプラントポジションを事前に決定した後、イメージングシートの描記。

これら6つの条件を整え、目的を達する方法を確立し実際の症例で効果を得る。

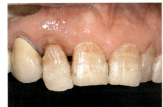
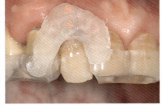
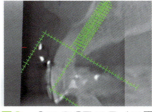
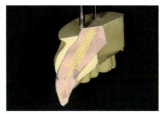

図1　初診時口腔内写真。重度歯周病により[2]が下垂し歯頸部軟組織のボリュームが不足。

図2　診断用ワックスアップ、ラジオグラフィックスガイドを製作。模型と患部をWスキャンした。

図3　2つのCTスライス画像を重ね合わせインプラントポジションを三次元的に決定。

図4　得られた画像を作業模型断面に張り付け、インプラントポジションを模型上に再現。

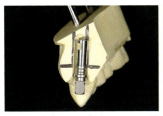
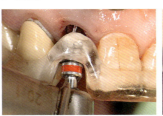
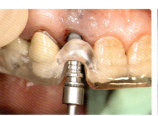
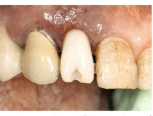

図5　決定したポジションへ模型上にアナログを配置。

図6　周囲軟組織を可及的に傷つけないように抜歯し、用意したガイドを用いてドリリング。

図7　チタン製ガイドスリーブを外しインプラントを埋入。

図8　ヒーリング用カスタムプロビジョナルレストレーションを用いて患部を封鎖。

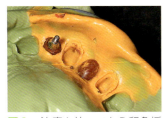
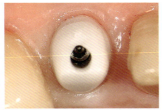
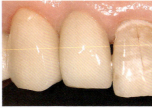
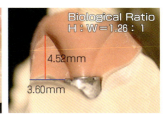

図9　治癒を待ってから印象採得。

図10　カスタムアバットメント装着時の軟組織の状態。健康な周囲組織が観察できる。

図11　補綴後2年。プロビジョナルのカントゥアが最終補綴物にトランスファーされた。

図12　比率は天然歯に近い数値になった。

85 ナローサイズインプラントを下顎大臼歯部に埋入した20年経過症例

星野和正（東京都）

症例の概要

インプラントの長さや太さは可能な限り長く太いサイズを選択する傾向にあり、骨造成を行ってでも長く太いものが埋入されてきた。一方で、近年インプラント周囲既存骨を残存させることを優先し、細め短めのサイズで対応し良好な結果が報告されてきている。しかし、大臼歯部に埋入されたナローサイズインプラントの長期予後に関する報告はほとんどみられない。本症例では大臼歯部にナローサイズインプラントの埋入後20年の経過を供覧する。

処置内容とその根拠

患者は40代女性。6部の1本義歯の不具合で来院。両隣在歯の負担なく固定性補綴とするためインプラント治療を希望。レギュラーサイズのインプラントを埋入する骨幅がなかったが、GBRをせずナローサイズインプラントを埋入し補綴した。その5年後、左下ブリッジの支台である7の咬合痛を発症。根管治療にて保存治療を施すとともに、6ポンティック部はインプラントによる補綴を希望。骨幅は十分と判断しワイドサイズのインプラントを埋入し補綴した。

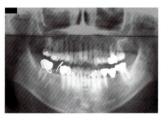
図1　1995年、術前のパノラマX線写真。6部にφ3.3mmナローインプラント埋入。

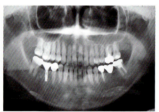
図2　1996年、術後2年目。インプラント周囲の骨に異常所見は認められない。

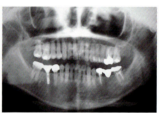
図3　1997年、術後3年目。インプラント周囲骨は安定した状態と認められる。

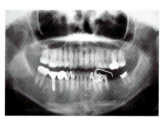
図4　2000年、6部にφ4.8mmワイドインプラントを埋入。

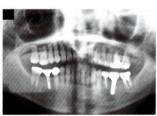
図5　2000年、6年目。6部インプラント埋入後。

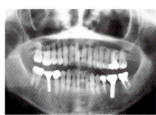
図6　2001年、術後右下7年目、左下2年目。

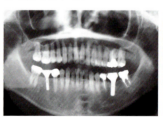
図7　2003年、術後右下9年目、左下4年目。

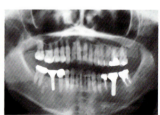
図8　2007年、術後右下13年目、左下8年目。

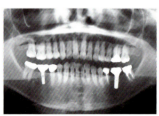
図9　2010年、右下16年目、左下11年目。この間に右インプラントの補綴を再製した。

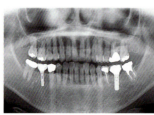
図10　2014年、術後右下20年目、左下15年目。インプラント周囲に変化はなく、臨床的に良好な経過が得られている。

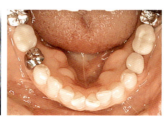
図11　2014年、口腔内写真。骨隆起が認められ、咬合力は強いことが推察される。

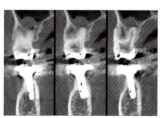
図12　6部ナローインプラントのCT像。周囲骨は維持されており、インプラント自体の強度が十分であれば、大臼歯部であっても長期間機能できることを示している。

両側臼歯部に自家歯牙移植を行った症例

86

松浦宏彰（東京都開業）

症例の概要

初診：2009年2月
患者年齢および性別：29歳、女性
主訴：虫歯になっていた奥歯をそのままにしていたら痛みが出てきた。
既往歴：特筆すべき事項なし。
現病歴：7|7 はすでに歯冠が崩壊しており残根状態であった。右側に自発痛があった。崩壊した7|7 の後方に8|8 が存在していた。|5 は先天欠損につき乳歯が残っていた。

処置内容とその根拠

2009年3月6日、|8 を|7 へ移植。|7 抜歯後、掻爬してソケットをトリミング。形態を合わせてX線画像にて位置を確認し、ワイヤーで結紮固定した。固定は3週間、移植後2週で根管治療開始した。2009年3月25日、8|を7| へ移植。

固定除去後は動揺もほぼ生理的範囲内であり、根管治療もほぼ問題なく経過したため根管充填へと移行した。歯冠の形態を残してコンポジットレジンによる処置で咬合を作ることにした。

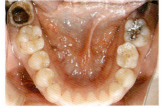
図1　初診時の口腔内写真、7| は歯冠が崩壊している。

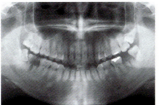
図2　初診時のパノラマX線写真。7|7 は保存不可能である。

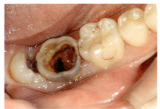
図3　抜歯前の|7。中に息肉が見える。

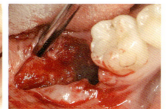
図4　|7 抜歯後。掻爬してからソケットの形成を行った。

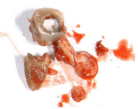
図5　抜歯した|7。あらためて保存不可能であったことがわかる。

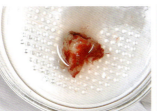
図6　抜歯した|8。周囲の汚れや肉芽組織を除去する。

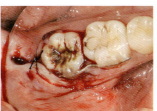
図7　移植後の口腔内写真。このあとワイヤーで固定する。

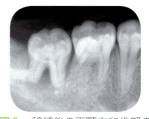
図8　移植後の下顎右臼歯部のX線写真。分岐部が骨の中に入るように深さを考える。

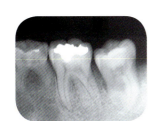
図9　移植後の下顎左臼歯部のX線写真。2週間後より根管治療を始める。

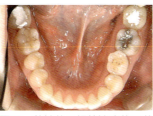
図10　移植後の根管治療終了後の口腔内写真。

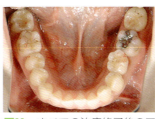
図11　すべての治療終了後の口腔内写真。

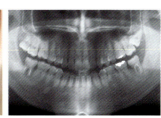
図12　治療後のパノラマX線写真。周囲の骨は安定してきている。

87 インプラントを用いた全顎咬合再構成

水谷義広（栃木県開業）

症例の概要

患者は63歳男性で、2011年10月に下顎義歯破損による咀嚼障害で来院した。そこで下顎にPOI®インプラント8本、マイティスアローインプラント1本を植立し、オールセラミックブリッジを製作した。上顎は臼歯部に咀嚼運動を考慮したオールジルコニア人工歯を用いた金属床総義歯を製作。フルマウス・リコンストラクションをはかり、リシェイピング処置などにより咀嚼運動の改善が成された。また、姿勢の改善にもつながった。良好な結果が得られたので報告する。

処置内容とその根拠

下顎には抜歯後POI®インプラント8本、マイティスアローインプラント1本を植立。オールセラミックブリッジを装着した。上顎には金属床総義歯を製作。臼歯部には咀嚼運動を考慮し、カスタマイズしたオールジルコニア人工歯を製作。4.5mmの咬合挙上、全顎リシェイピング処置を施した。治療期間は約1年でインプラント植立後2年半が経過。姿勢検証、顎位の検証の一つに筆者考案のニュートラル法を用いた。咀嚼運動の解析にシロナソアナライザーIV®、マスティキュレータII型咬合器を使用して最良の咀嚼運動を模索した。

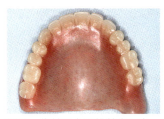
図1　術前の上顎総義歯写真。

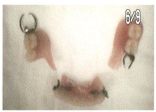
図2　術前の下顎部分床義歯写真。3つに割れていた。

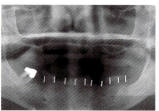
図3　術前パノラマX線写真。

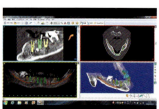
図4　SIMPLANT®による画像検査にて、骨質・骨量ともインプラント治療に適応と診断。

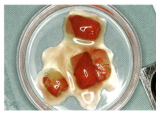
図5　遠心分離機416G（モリタ社製）にてPRP同様の効果を期待しGRF1.0ゲルを作成し使用。

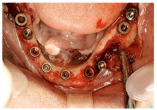
図6　インプラント植立直後の口腔内写真。インプラント窩形成にピエゾサージェリーを使用。

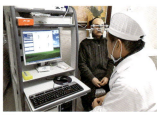
図7　シロナソアナライザーIV®にて咀嚼運動を解析した。

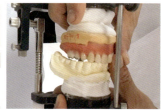
図8　咀嚼運動のリシェイピングを、マスティキュレータII型咬合器を用いてシミュレート。

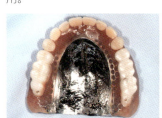
図9　上顎は金属床総義歯を製作。臼歯部はカスタマイズしたオールジルコニア人工歯。

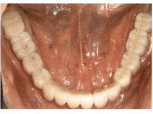
図10　術後口腔内写真。下顎はすべてオールセラミックブリッジとした。

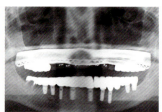
図11　術後パノラマX線写真。9本のインプラントが植立されている。

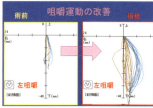
図12　前頭面からの左咀嚼運動のシロナソデータ。咀嚼運動の改善が認められる。

インプラントの咬合支持の有効性を隣在歯の所見から評価した症例

88

村井悠史(京都府勤務)

症例の概要

患者は33歳、男性。⑦⑥⑤のブリッジの⑦の二次う蝕により、右下大臼歯が欠損となり、⑦⑥部にインプラント治療を行った。インプラント埋入後の免荷期間中、⑤の歯周組織に炎症徴候が発生した。インプラントにプロビジョナルレストレーションを装着して咬合負担が分散されると、その炎症所見は消失。丸2年経過したが、再発は起きていない。インプラントの咬合支持の有効性を考察できる症例となった。

処置内容とその根拠

治療開始時、⑤は不良根充歯であり慢性根尖性歯周炎が認められた。予後に不安はあったが、患者の希望を考慮に入れ、歯内療法を実施。X線透過像の改善を確認後、⑦⑥にStraumann社製インプラントを埋入。埋入後3週に、咬合性外傷が一つの原因と考えられる⑤遠心部歯肉の腫脹、動揺、ポケット7mmが発生。クラウンを除去し、経過観察。埋入後3ヵ月に⑦⑥⑤にプロビジョナルレストレーション装着。症状は消失し、経過良好のため最終補綴とした。

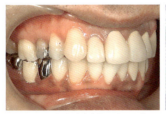

図1 初診時右側方面観。右下ブリッジの周囲に不良補綴および清掃不良により歯肉の腫脹を認める。

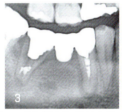

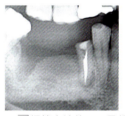

図2、3 初診時パノラマX線写真および右側臼歯部拡大像。⑦コア周辺に二次う蝕、⑤に不良根充および周囲骨透過像を認める。

図4 ⑤根管充填後4ヵ月後。骨の透過像の改善が認められる。

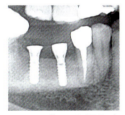

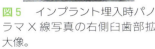

図5 インプラント埋入時パノラマX線写真の右側臼歯部拡大像。

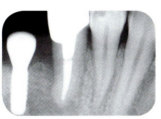

図6 術後3週。炎症発生時のデンタルX線写真。垂直性の骨透過像を認める。

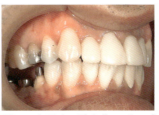

図7 クラウン除去後、インプラントと同時にプロビジョナルレストレーションを装着。

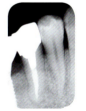

図8 術後6ヵ月。上部構造装着時のデンタルX線写真。⑤周囲の骨の改善確認。

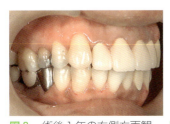

図9 術後1年の右側方面観。状態は安定している。

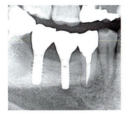

図10 術後1年のパノラマX線写真の右側臼歯部拡大像。

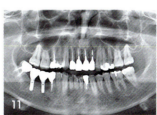

図11、12 術後2年のパノラマX線写真およびその右側臼歯部拡大像。炎症症状の再発もなく経過良好。今後も注意して経過観察していく必要がある。

89 下顎左側大臼歯中間欠損へのインプラント治療

百瀬康仁（東京都開業）

症例の概要

初診：2011年9月

患者年齢および性別：52歳、女性

現病歴：2年前に⌐7レジン前装冠と左下臼歯部ブリッジを入れたが、数日前に前装冠が欠けたとのこと。

治療経過：左上咬合面のレジン前装冠が脱離していた。⌐7は生活歯でありクリアランスが少なく、咬合平面が乱れているため側方運動時の干渉で前装冠がはがれたと考えられた。また⌐5根尖部に透過像を認めブリッジを除去したところ、う蝕が存在し失活していた。

処置内容とその根拠

⌐6部にアンキロスインプラントを埋入。3ヵ月の免荷期間後、二次手術を行い、インプラントの封鎖スクリューをはずしたところ、骨がインプラント体の上に乗っていることが確認できた。印象採得を行い、スクリューリテインの上部構造を製作。

装着後9ヵ月の時点で歯肉の炎症やインプラント周囲骨吸収像は認められない。咬合平面を可及的にフラットにすることで側方運動時の干渉を取ることができた。

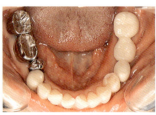 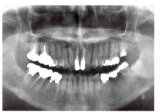 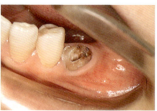 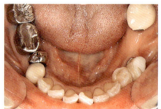

図1 初診時の口腔内写真。左下にブリッジが装着されている。

図2 初診時のパノラマX線写真。⌐5に根尖透過像が認められる。

図3 ⌐5はう蝕があり、失活していた。

図4 ブリッジを切断し、テンポラリークラウンを入れた状態。

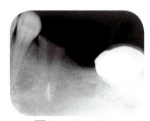 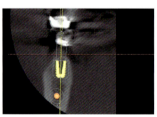 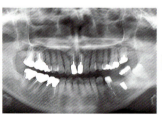 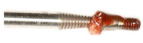

図5 ⌐5部根管充填後のデンタルX線写真。

図6 ⌐6部のCT画像。アンキロスインプラントφ4.5×8mm埋入を計画。

図7 ⌐6インプラント埋入後のパノラマX線写真。

図8 二次手術時に封鎖スクリューの上に骨を認めた。

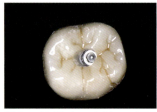 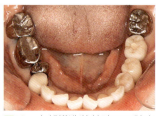 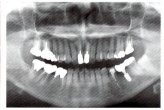 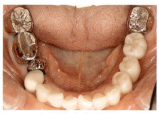

図9 完成したスクリューリテインのジルコニアクラウン。

図10 上部構造装着時の口腔内写真。

図11 上部構造装着時のパノラマX線写真。骨吸収などの異常所見は認めない。

図12 上部構造装着後9ヵ月の口腔内写真。インプラント周囲に炎症所見などは認めない。

萎縮した下顎臼歯部に骨造成なしにインプラント治療を行った症例

90

若井広明（東京都開業）

症例の概要

患者年齢および性別：46歳、女性
主訴：歯がない部分にインプラントをしてほしい。
現症：下顎左側臼歯部の欠損。左下小臼歯のフレアーアウト。|4の歯根破折。歯列不正。
治療概要：患者は抜歯後の骨の萎縮を理解したうえで、可及的に骨造成のない治療を希望。しかし補綴後の不満の多くは審美性の問題または清掃性である。そこで、できるだけ軟組織また補綴処置のマネジメントにて対応することとした。

処置内容とその根拠

下顎左側臼歯部に対し、骨吸収を補償し歯頸ラインを揃え、最終補綴物の直下にインプラントが位置するように埋入を計画することも可能であるが、骨造成手術が必要になる。しかし、骨造成なしでもインプラントが埋入可能な場合術後の最終形態について、同意のうえであれば併用手術回避は可能である。そのうえで軟組織のマネジメントやサブジンジバルカントゥアの調整により清掃性や審美性の向上は可能である。

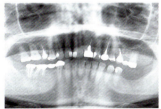 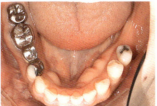 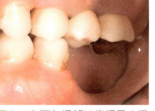 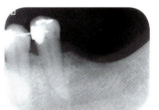

図1　初診時パノラマX線写真。下顎左側臼歯部欠損、歯列不正を認める。
図2　下顎咬合面観。|4 5のフレアーアウトが認められた。
図3　左下欠損部は歯槽骨の吸収が顕著であるが患者は既存骨へのインプラント埋入を希望。
図4　矯正治療にて歯列改善を図る。

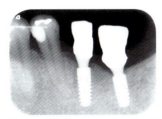 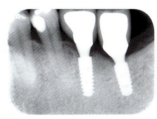 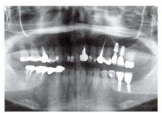 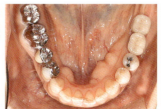

図5　インプラント埋入11ヵ月後。メタルコーピング試適時。この後歯肉縁下形態を考慮したポーセレンの築盛を行う。
図6　インプラント上部構造装着時。補綴物は特に歯肉縁下形態に注意が必要である。
図7　インプラント埋入2年後のパノラマX線写真。インプラント周囲に骨吸収もなく経過。
図8　下顎咬合面観。歯冠に対し歯槽骨幅径が狭いことが確認できる。

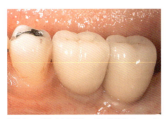 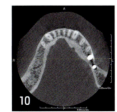 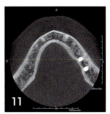

図9　側方面観。軟組織のマネジメントと補綴物縁下のコントロールにより清掃性や審美性の問題は惹起されていない。
図10、11　埋入直後のCT画像。図10からインプラント歯冠側は既存骨内に埋入されていることが確認できる。図11からインプラント根尖側部位は舌側に位置している。以上により、埋入角度がコントロールされていることがわかる。
図12　埋入2年後。頬側傾斜し埋入。最終補綴マージン位置の形態修正が必要なだけの埋入深度が確保されている。

- 1章 Bone augmentation
- 2章 Sinus augmentation
- 3章 Peri-implantitis
- 4章 Computer aided surgery
- 5章 Implant restoration
- 6章 Orthodontic implant
- 7章 Implant follow-up
- **8章 Immediate placement**

8 Immediate implant placement

即時インプラント埋入：
抜歯直後もしくは抜歯後24時間以内にインプラントを埋入する術式。唇頬側に生ずるギャップの大きさや残存骨壁の状態に応じて、フラップ剥離の有無、各種骨移植材あるいは遮断膜併用の有無が決定される。

今読むべきインパクトの高いベスト10論文

1. Botticelli D, Berglundh T, Lindhe J. Hard-tissue alterations following immediate implant placement in extraction sites. J Clin Periodontol 2004;31(10):820-828.
抜歯窩への即時インプラント埋入後の硬組織の変化　　P55

2. Kan JY, Rungcharassaeng K, Lozada J. Immediate placement and provisionalization of maxillary anterior single implants: 1-year prospective study. Int J Oral Maxillofac Implants 2003;18(1):31-39.
上顎前歯部単独歯インプラントの即時埋入およびプロビジョナライゼーション：1年間の前向き研究

3. Chen ST, Wilson TG Jr, Hämmerle CH. Immediate or early placement of implants following tooth extraction: review of biologic basis, clinical procedures, and outcomes. Int J Oral Maxillofac Implants 2004;19 Suppl:12-25.
抜歯後の即時または早期インプラント埋入：生物学的原則、臨床手技および結果のレビュー　　P29

4. Evans CD, Chen ST. Esthetic outcomes of immediate implant placements. Clin Oral Implants Res 2008;19(1):73-80.
即時インプラント埋入の審美的結果

5. Grunder U, Polizzi G, Goené R, Hatano N, Henry P, Jackson WJ, Kawamura K, Köhler S, Renouard F, Rosenberg R, Triplett G, Werbitt M, Lithner B. A 3-year prospective multicenter follow-up report on the immediate and delayed-immediate placement of implants. Int J Oral Maxillofac Implants 1999;14(2):210-216.
即時および待時－即時埋入インプラントにおける3年間の前向き多施設追跡報告

6. Schropp L, Kostopoulos L, Wenzel A. Bone healing following immediate versus delayed placement of titanium implants into extraction sockets: a prospective clinical study. Int J Oral Maxillofac Implants 2003;18(2):189-199.
抜歯窩へのチタン製インプラントの即時対待時埋入後の骨治癒の比較：前向き臨床研究

7. Lindeboom JA, Tjiook Y, Kroon FH. Immediate placement of implants in periapical infected sites: a prospective randomized study in 50 patients. Oral Surg Oral Med Oral Pathol Oral Radiol Endod 2006;101(6):705-710.
根尖病巣部位への抜歯即時インプラント埋入：50名の患者に対する前向きランダム化研究

8. Brägger U, Hämmerle CH, Lang NP. Immediate transmucosal implants using the principle of guided tissue regeneration (II). A cross-sectional study comparing the clinical outcome 1 year after immediate to standard implant placement. Clin Oral Implants Res 1996;7(3):268-276.
GTRの原則を用いた1回法即時埋入インプラント(II)：即時埋入と通常埋入後1年後の臨床結果を比較した横断研究

9. Covani U, Bortolaia C, Barone A, Sbordone L. Bucco-lingual crestal bone changes after immediate and delayed implant placement. J Periodontol 2004;75(12):1605-1612.
抜歯即時および待時インプラント埋入後の頬舌的な歯槽骨の変化

10. Chen ST, Darby IB, Reynolds EC, Clement JG. Immediate implant placement postextraction without flap elevation. J Periodontol 2009;80(1):163-172.
フラップレスによる抜歯後即時インプラント埋入

即時インプラント埋入の審美的結果

背景：従来の方法による修復が困難な単根歯は、抜歯即時インプラント埋入の候補になる場合がある。即時インプラント埋入によって、硬・軟組織の形態や輪郭が保存され、造成術の必要性が減少する。さらに、患者の外科的侵襲が最小化でき、治療期間が短縮され、審美的結果が改善できると考えられている。

方法：この後ろ向き研究は、抜歯即時インプラント埋入のプロトコールを用いて行った42個の非連結単独インプラント補綴物の審美的結果を分析したものである。

結果：平均機能期間は18.9ヵ月（6～50ヵ月）で、埋入したインプラントの大多数はプラットフォームの直径が4.1mm、4.8mmであった。軟組織の退縮が0.9±0.78mm（$P=0.000$）であったため、すべての症例においてクラウンの高径に大きな変化が認められたが、インプラントシステム間では統計学的有意差は認めなかった（$P=0.837$）。薄いバイオタイプの軟組織は、厚いバイオタイプに比べ退縮がやや大きかったが（1±0.9 vs. 0.7±0.57mm）、統計学的有意差は認めなかった（$P=0.187$）。インプラントのショルダー部が頬側よりに位置したものは、舌側よりに位置したものに比べ退縮量が3倍大きく（1.8±0.83 vs. 0.6±0.55mm）、顕著な統計学的有意差（$P=0.000$）を認めた。

結論：即時インプラント埋入によって審美的結果を得るためには、きわめて慎重な症例選択と高い手術手技レベルが必要である。軟組織の組織安定性と審美的結果についての長期前向き研究が必要である。

(Evans CD, Chen ST. Clin Oral Implants Res 2008;19(1):73-80.)

  抜歯窩へのチタン製インプラントの即時対待時埋入後の骨治癒の比較：前向き臨床研究

目的：本研究の目的は抜歯窩へ酸エッチング処理されたチタン製インプラント体（Osseotite）を即時埋入または待時埋入し、骨治癒と骨頂の変化について比較することであった。

材料および方法：43名の患者を即時埋入群と待時埋入群（各群23名）にランダムに振り分け、上顎または下顎の切歯、犬歯、小臼歯部に1本のインプラントを埋入した。インプラントは即時埋入群で抜歯後平均10日に埋入し、待時埋入群では抜歯後平均3ヵ月で埋入した。インプラント周囲辺縁骨欠損の近遠心幅、頬舌幅と欠損の深さを埋入後とアバットメント連結手術の3ヵ月後に臨床的に計測した。インプラント近遠心における歯槽頂部の骨の変化は距離的計測法を用いてX線学的に評価した。

結果：残存率は即時埋入群で91％、待時埋入群96％であった。即時埋入群ではインプラント周囲骨欠損の近遠心幅、頬舌幅、最大深さの平均減少はそれぞれ48％（4.4～2.3mm）、59％（2.2～0.9mm）、48％（6.9～3.6mm）であった。待時埋入群ではインプラント周囲骨欠損の近遠心幅、頬舌幅、最大深さの平均減少はそれぞれ39％（3.1～1.9mm）、77％（1.3～0.3mm）、34％（4.4～2.9mm）であった。経時的な辺縁骨減少は両群において統計学的に有意な差を認めた（$P<.04$）。両群とも、裂開型骨欠損（約25％）に比べ、骨内欠損では骨新生が高確率で認められた（>60％）。また、5mm以下の水平的幅、最大4mmの深さ、最大2mmの垂直的幅を有す3壁性の骨内欠損の70％は3ヵ月以内に自然に治癒した。

考察および結論：抜歯窩にインプラントを即時埋入することで、骨内欠損において新生骨が形成されたと考えられた。

(Schropp L, Kostopoulos L, Wenzel A. Int J Oral Maxillofac Implants 2003;18(2):189-199.)

91 歯根破折により抜歯後即時埋入を行った症例

浅賀知記（埼玉県勤務）

症例の概要

62歳男性。右下の歯で噛むと痛いとの主訴で来院。5｜に打診痛、10mm以上の歯周ポケットを認め歯根に頬舌的な破折線を確認したため、抜歯が必要である旨を説明。患者は抜歯後インプラントによる治療を希望。手術について同意を得たうえでCT撮影、血液検査など各種検査を実施。CTにて頬側骨は欠損していたが、下歯槽神経まで十分な骨量を認めたため、抜歯後即時埋入が可能と診断した。

処置内容とその根拠

頬側骨壁は根尖付近まで吸収しており、抜歯窩の根尖付近から1.0mm舌側の抜歯窩斜面にスターティングポイントを設定した。ボーンコンデンサーにて埋入の角度に注意しながら拡大し、XiVEインプラントを埋入。埋入深度はプラットフォームを頬側歯肉縁から4mm程度下方に設定した。インプラント周囲にβ-TCPを填入、縫合して2回法とした。術後4ヵ月で上部補綴物を装着し、メインテナンスへ移行した。

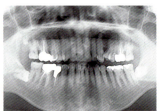 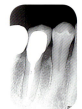 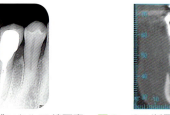 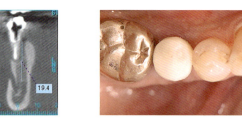

図1　初診時、右下に咬合痛を主訴に来院。パノラマX線写真。

図2　術前デンタルX線写真。5｜に歯根破折を認める。

図3　CT断層撮影。頬側骨壁は根尖まで失われているため、舌側骨壁よりに埋入を計画。

図4　術前口腔内写真。5｜周囲組織に炎症を認める。

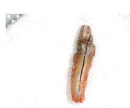 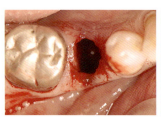 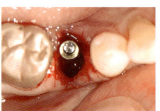 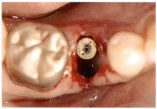

図5　鎮静下にて抜歯、抜歯窩の掻爬を十分に行った。

図6　抜歯窩の根尖付近から1.0mm舌側の抜歯窩斜面に、埋入窩の拡大を行った。

図7　XiVEインプラントを埋入。プラットフォームを頬側歯肉縁から4mm下方に設定した。

図8　カバーキャップ装着。インプラント周囲にβ-TCPを填入、縫合して2回法とした。

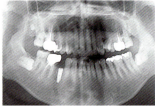 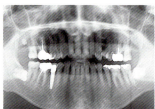 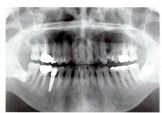 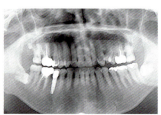

図9　術後パノラマX線写真。舌側骨壁縁下に埋入。

図10　術後4ヵ月、上部補綴物装着後パノラマX線写真。隣在歯を削合せず補綴を終えることができた。

図11　上部補綴物装着後2年、パノラマX線写真。

図12　上部補綴物装着後3年、パノラマX線写真。インプラント周囲骨は安定している。

上顎前歯抜歯後即時にインプラントを応用した長期経過症例

小野喜徳（長野県開業）

症例の概要

1|は、夜間就寝中におけるブラキシズムが原因と考えられる水平的な歯根破折を認めたため、抜歯適応症と診断した。しかし、歯周疾患、根尖病巣などの炎症所見は認められず、周囲歯槽骨頂は高い位置にあった。両隣在歯である天然歯を形成したくないという患者希望から、抜歯後即時にインプラントを応用し、主訴の改善を図った。最終補綴装置装着から9年8ヵ月経過したが、歯間乳頭、辺縁歯肉の形態は高い位置にあり、良好である。

処置内容とその根拠

上顎前歯部において、抜歯後即時にインプラントを応用する方法が現在主流となっているが、長期経過した症例の報告がきわめて少ないため、エビデンスとしての確立がいまだなされていない。長期経過した本症例から、抜歯後唇側に少なくとも2mm以上の良好な歯槽骨が保存できる症例においては、抜歯後生じる歯槽骨吸収、辺縁歯肉の退縮を防ぎ、審美性・機能性の高い補綴装置を装着するためにきわめて有効であることが示唆された。

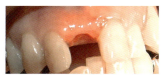

図1　1|歯根は歯肉によって被覆されていたが、歯周疾患などの炎症所見は認められない。

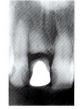

図2　歯根中央部にブラキシズムが原因の水平的歯根破折が認められたため、抜歯適応症と診断。

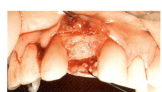

図3　ペリオトームを用いて慎重に抜歯。唇側には厚さ約2mmの良好な歯槽骨が保存された。

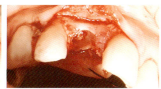

図4　形成は、起始点を口蓋側寄りに設定し、口蓋皮質骨に沿うように拡大。唇側骨組織を保存した。

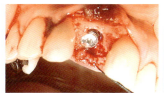

図5　修復する歯の唇側最大豊隆部より2mm口蓋側寄りにプラットフォーム唇側縁を設定。

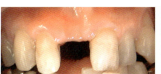

図6　1|相当部歯肉は、両隣在歯歯肉縁形態と比し低位に位置しているため、調和を図る。

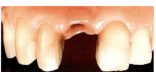

図7　プロビジョナルレストレーション基底部に即時重合レジンを添加し圧迫（20日経過後）。

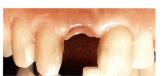

図8　1|相当部歯肉縁形態が、両隣在歯歯肉縁形態と一致していることを確認し、印象採得。

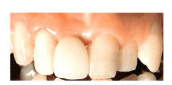

図9　最終補綴装置装着から4年経過時の口腔内写真。歯周組織に炎症所見は認められない。

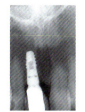

図10　インプラント体とアバットメントの接触状態、最終補綴装置のマージン適合も問題ない。

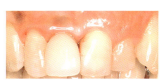

図11　9年8ヵ月経過。歯間乳頭、辺縁歯肉の形態は両隣在歯と同じ高い位置を維持している。

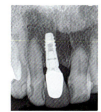

図12　インプラント体周囲歯槽骨には炎症を示す骨吸収像は認められず、長期に安定している。

93 ニュートラルリレーション(N.R)を応用したインプラント咬合機能回復

金子泰英(栃木県開業)

症例の概要

初診：2007年1月
患者年齢および性別：56歳、女性
主訴：5̲頬側歯肉の腫脹、上下可撤性部分床義歯の咀嚼・発音障害。7̲6̲5̲4̲1̲|1̲4̲5̲6̲7̲、7̲6̲4̲1̲|1̲6̲7̲欠損。
治療計画：3̲2̲|2̲3̲以外はすべて保存不可能。アキシオグラフによる検査では、顎位が後方にズレていたため咬合再構築する必要があり、NRを応用したインプラントによる咬合機能回復を行った。

処置内容とその根拠

|3̲を一時的に保存することにより既存のバーティカルストップを確保し、その間7̲5̲4̲1̲|2̲5̲7̲の部位にインプラントを埋入。インテグレーション後、テンポラリーアバットメント装着と同時に|3̲に抜歯後即時埋入。その後マイオモニターによる最終的顎位を決定し、さらにアキシオグラフで前上方位であること、筋電図が咬筋優位であることを確認し、歯列、顎関節、咀嚼筋の三者が調和した生理的・機能的な咬合機能を回復させることができた。

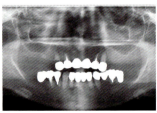
図1 術前パノラマX線写真。診断の結果、3̲2̲|2̲3̲以外はすべて保存不可能と診断。

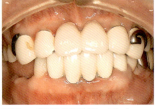
図2 術前正面観。Eichnerの分類はB4である。

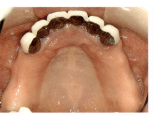
図3 術前上顎。バーティカルストップがないため前歯がフレアーアウトしてきている。

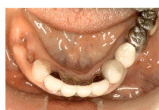
図4 術前下顎。

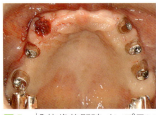
図5 |3̲抜歯後即時インプラント埋入と同時にテンポラリーを装着することにより既存の顎位を保存できた。

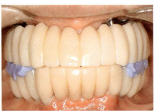
図6 マイオモニターによる最終的な顎位の決定。ここで顎位の再評価をする。

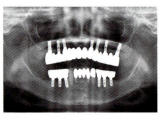
図7 術後5年のパノラマX線写真。特に異常な変化は認められない。

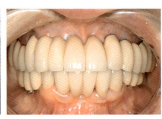
図8 同口腔内。

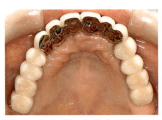
図9 同上顎。多少の咬耗は見られるが顎位の変化はない。

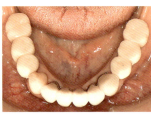
図10 同下顎。

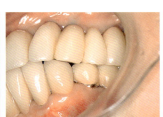
図11 同咬頭嵌合位。

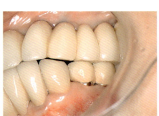
図12 小臼歯にブレイシングアーム機能を付与することで後方にズレないようにしている。

歯根破折歯への抜歯後即時インプラント埋入での対応症例

94

迫田竜二（大分県開業）

症例の概要

初診：2003年4月

患者年齢および性別：48歳、男性

主訴：左下奥歯が物を噛むと痛む、かぶせ物が動いてそこから変な臭いがする。

既往歴：特記事項なし。

初診時歯式：
```
 76  43 1 | 23456
  7 54321 | 12345 7
```

2004年2月21日、6 7部インプラント埋入。
2009年1月31日、6 5 4部インプラント埋入。
2014年3月8日、2 1|1部インプラント埋入。

処置内容とその根拠

今から約10年前に治療した症例である。当初から、他部位の歯根破折の可能性について危惧されていた。幸い、抜歯となった部位をインプラントにて治療したことにより、左右臼歯部の咬合支持が失われなかったため、致命的な咬合崩壊には至らず、患者さんは大変満足している。上顎前歯部についてもインプラントによる治療となったが、夜間睡眠時の歯ぎしり、食いしばり（患者さんも自覚あり）、咬合力のコントロールなど、まだまだ課題は多い。

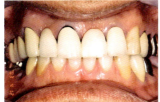 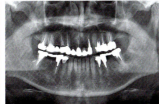 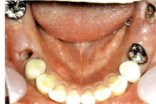 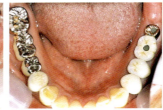

図1　初診時口腔内写真正面観。
図2　同パノラマX線写真。5|7歯根破折。
図3　5|7歯根破折により抜歯。
図4　治療終了時、6 7上部構造装着、7〜4はブリッジ装着。

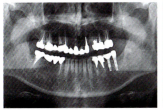 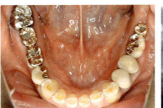 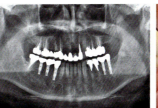 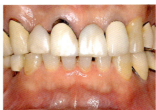

図5　治療終了時、パノラマX線写真。
図6　4|歯根破折による抜歯後、6 5 4にインプラントを埋入し、上部構造装着。
図7　6 5 4上部構造装着時のパノラマX線写真、6 7部の経過は良好。
図8　初診より約10年経過時の口腔内写真正面観。

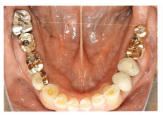 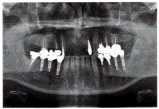 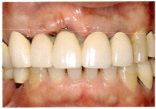 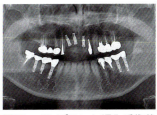

図9　口腔内写真下顎咬合面観。6 5 4部、6 7部予後良好。
図10　パノラマX線写真。1|歯根破折のため、抜歯後2＋1インプラント予定。
図11　インプラント埋入手術後、3＋2メタルテンポラリーブリッジ装着。
図12　インプラント埋入手術後のパノラマX線写真。

- 1章 Bone augmentation
- 2章 Sinus augmentation
- 3章 Peri-implantitis
- 4章 Computer aided surgery
- 5章 Implant restoration
- 6章 Orthodontic implant
- 7章 Implant follow-up
- 8章 Immediate placement

95 上顎小臼歯部抜歯後即時インプラント埋入症例

佐々木裕道（新潟県開業）

症例の概要

患者年齢および性別：44歳、男性
主訴：4|FMC脱落、腫脹疼痛。
既往歴、全身所見：特記事項なし。
現病歴：脱落部位の穿孔部位にCO_2レーザーにて不良肉芽を蒸散し、再装着。その後も脱落、腫脹、再装着を繰り返したため抜歯を希望し、各種治療方法を説明したところインプラント治療を選択された。

処置内容とその根拠

術前のCT写真により上顎洞までの距離、頬舌的幅ともに十分あった。4|を愛護的に抜歯し十分掻爬した。通法に従いドリリングを行い、スプラインインプラント直径3.75mm×11.5mmを頬側歯肉の辺縁より4mmアンダーを目安に30Ncmで埋入。歯槽骨とインプラント体のギャップにはβ-TCPを移植。約4ヵ月後に二次手術を行い、その後1ヵ月半後に上部構造を装着。術後2年半のCT写真では頬側に約4mmのバルコニーの存在が確認された。

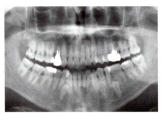
図1　初診時パノラマX線写真。

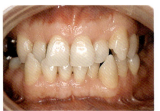
図2　同正面観。

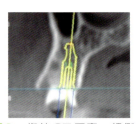
図3　術前CT写真。頬側の皮質骨は一部残存していた。

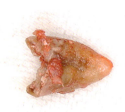
図4　愛護的に抜去。穿孔している部位より不良肉芽が認められる。

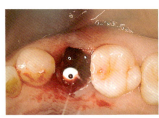
図5　フラップレスでインプラント窩を形成。

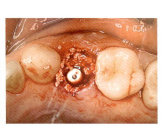
図6　インプラントと窩洞の空隙にはβ-TCPを填入。

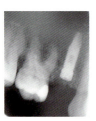
図7　術直後のデンタルX線写真。

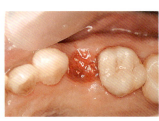
図8　術後5週の歯肉の状態。

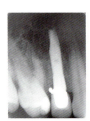
図9　術後2年半のデンタルX線写真。

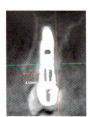
図10　同CT写真。頬側に4mm程度のバルコニーが認められる。

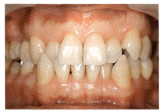
図11　術後2年半の正面観。上部構造はハイブリッド冠。

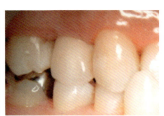
図12　同右側方面観。

上顎前歯部における immediate loading と immediate placement の検討

96

鈴木祐輔（千葉県勤務）

症例の概要

　審美領域におけるインプラント治療では、患者から高度な歯肉、歯冠の外観を要求されるが、現在immediate loading、immediate placement の治療の選択基準は明らかにされていない。そこで今回類似のケースに対してimmediate loading と immediate placement の治療を行い、相違点を検討した。

処置内容とその根拠

　ケース①：1|抜歯後、インプラントを埋入。Xeno-graft にてインプラント体と抜歯窩のスペースの補填を行った。6ヵ月後、テンポラリーアバットメント、テンポラリークラウンにて補綴と CT グラフトを行い、9ヵ月後に最終補綴物をセットした。

　ケース②：ケース①と同様の方法でインプラント埋入、ボーングラフト、結合組織移植を行う。その後、テンポラリーアバットメント、テンポラリークラウンにて補綴を行った。9ヵ月後に最終補綴物をセットした。

　ケース①では唇側歯肉の退縮がみられたが、ケース②では唇側歯肉、歯間乳頭の退縮は見られなかった。

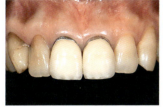 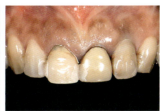 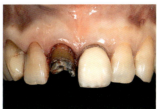 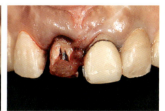

図1　ケース①：術前の正面観。　図2　ケース②：術前の正面観。　図3　ケース①：抜歯時の正面観。　図4　ケース②：抜歯時の正面観。

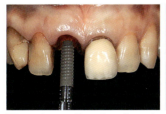 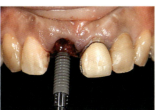 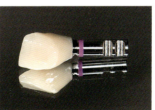 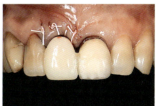

図5　ケース①：インプラント埋入時の正面観。　図6　ケース②：インプラント埋入時の正面観。　図7　ケース②：埋入時のプロビジョナルレストレーション。　図8　ケース①：インプラント埋入後の正面観。

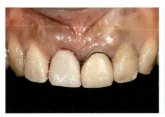 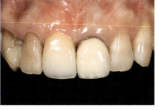 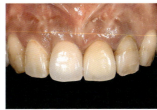 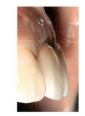

図9　ケース②：インプラント埋入後の正面観。　図10　ケース①：最終補綴物装着時の正面観。唇側歯肉の退縮が見られた。　図11　ケース②：最終補綴物装着時の正面観。唇側歯肉、歯間乳頭の退縮はみられなかった。　図12　ケース②：最終補綴物装着時の側方面観。

97 下顎大臼歯部に対して抜歯前に埋入窩を形成し抜歯後即時埋入でインプラント治療を行った症例

須田善行(北海道勤務)

症例の概要

抜歯後即時のインプラント埋入術では、埋入部位の歯周組織のダメージ、歯牙の傾斜、位置異常など、埋入窩の形成を困難とする要因に遭遇することが多い。今回、筆者は下顎大臼歯部に対し抜歯前に埋入窩を形成する anatomically guided implant site preparation technique (以下AGISPT) にてインプラント治療を行った7例について、良好な結果を得たのでその概要を報告する。

処置内容とその根拠

解剖学的ランドマークを利用してインプラントを埋入するAGISPTの手法により、抜歯後即時インプラント埋入で治療計画どおりの位置に埋入することが可能となった。しかし術者にとっては、わずかなエラーで望ましくない結果をもたらす、スキルと臨床経験に依存する割合の多い手術法でもある。今後、症例の長期にわたる経過観察を通じて本術式に対して検討を行う予定である。

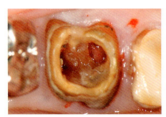 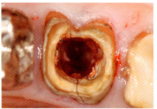 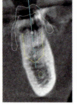 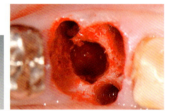

図1 症例の抜歯の転機となった原因は、髄床底の穿孔、歯根破折、咬合性外傷であった。

図2 髄床底穿孔歯牙に対しAGISPTによる埋入窩形成。抜歯前に最終ドリル径の埋入窩を形成した。

図3 術前にCTデータからシミュレーションソフトによる位置決定を行った。

図4 埋入窩形成後、慎重に抜歯し、十分な抜歯窩の掻爬を行った。

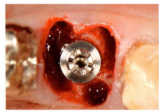 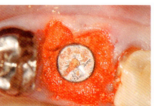 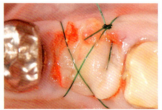 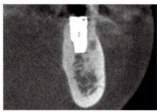

図5 抜歯窩洗浄、止血を行い、理想的な位置にインプラントを埋入した。

図6 使用したSpline MP-1 HAインプラントと骨とのギャップにβ-TCPを填入した。

図7 骨とのギャップにβ-TCPを填入。創を開放創としてCGFで被覆し安定を図った。

図8 術後CT。術前のシミュレーションどおりの位置への埋入が確認できた。

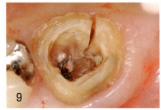 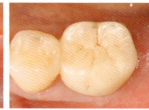 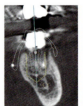 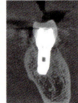

図9、10 歯根破折歯牙に対してAGISPTによるインプラント埋入術を施行した。

図11 最終補綴物装着後口腔内写真。

図12 補綴物装着後から20ヵ月経過し、良好な経過が得られている。

前歯部の審美的回復および臼歯部咬合支持にインプラントを用いた症例

98

田中芳人（大阪府開業）

症例の概要

　患者は71歳、女性で、以前より前歯に動揺を認めていたがそのまま放置していた。初診時、プラークコントロールは良好であったが、1|のポケットは8mm、動揺度3でフレアーアウトしており、唇側にはフィステルを認め保存不可能であり、また臼歯部は 7 6|5 6 欠損であった。1|はデンタルX線画像にて根尖におよび骨吸収像が認められ、CT画像にて1|部の歯槽骨幅は薄く、歯頸部側の骨欠損を確認。GBRを併用した抜歯後即時インプラント埋入について説明し、同意を得た。上顎両側臼歯部にインプラントを埋入し咬合高径の確立を行った。

処置内容とその根拠

　患者は上顎前歯の審美、咬合回復のため来院したが動揺度が大きくフレアーアウトしており保存困難なため、抜歯後即時埋入を行った。唇側歯槽骨は根尖部まで開窓状に骨欠損していたため、ドリル片の自家骨とBio-Ossを併用してGBRを施行した後に暫間補綴物を装着した。7 6 5|5 6 にはアンキロスインプラントを使用した後にメタルボンド製上部構造を装着し咬合支持の確立を行った。1|埋入後の8ヵ月に印象採得し、アバットメント装着してメタルボンド製上部構造を装着したが、アンテリアガイダンスは与えていない。ナイトガードを使用し、清掃状態も良好。

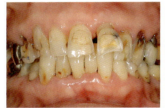
図1　初診時正面観。

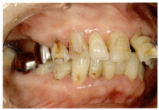
図2　同側方咬合面観。1|はフレアーアウトしている。

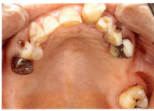
図3　同上顎咬合面観。臼歯部は咬合支持が不足している。

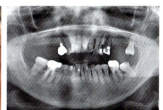
図4　同パノラマX線写真。咬合平面の不正が認められる。

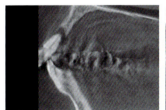
図5　術前CT写真。根尖までの骨欠損が確認できる。

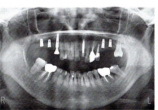
図6　埋入後パノラマX線写真。5|は抜歯後即時埋入。

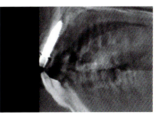
図7　同CT写真。インプラント周囲の人工骨が確認できる。

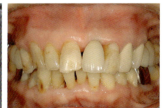
図8　上部構造装着時正面観。

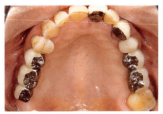
図9　同上顎咬合面観。

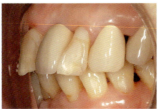
図10　同側方面観。アンテリアガイダンスは与えなかった。

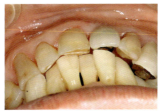
図11　同咬合面観。歯肉の退縮は認められない。

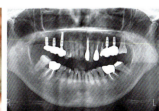
図12　上部構造装着後3年のパノラマX線写真。骨吸収なども認められず、良好に経過。

1章 Bone augmentation
2章 Sinus augmentation
3章 Peri-implantitis
4章 Computer aided surgery
5章 Implant restoration
6章 Orthodontic implant
7章 Implant follow-up
8章 Immediate placement

99 歯根破折が生じた上顎中切歯に対する抜歯後即時インプラント埋入症例

樽味 寿（兵庫県開業）

症例の概要

患者は46歳、男性。本症例は、歯根破折が生じた｜1を抜去後、インプラントを即時埋入した。唇側中央の歯槽骨が歯肉縁下8mmの位置にあり、インプラントの埋入方向と深度に留意した。すなわち、口蓋側寄りの起始点から唇側根尖方向にドリリング後やや深めに埋入し、唇側に生じた欠損部には骨補填材料を填塞した。埋入後3年、メタルボンドを装着した同部位は、患者から審美的にも機能的にも高い満足が得られている。

処置内容とその根拠

隣在の天然歯を削りたくないという患者の希望からインプラント治療を選択し、抜歯後の歯肉退縮が極力生じないようにするため即時埋入を行った。上顎中切歯を慎重に抜去した後、直径3.5mm×長さ11mmのインプラントを埋入し、その5ヵ月後メタルボンドを装着した。歯頚部のスキャロップは左右非対称だが、これは術前からのもので、患者はまったく気にしていない。現在に至るまで歯頚部歯肉に炎症は認められず、デンタルX線写真でも変化はない。

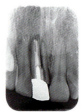
図1 ｜1が垂直的に破折している。

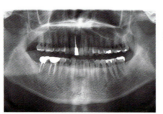
図2 術前のパノラマX線写真。｜1は幼少期の外傷により抜髄になった。

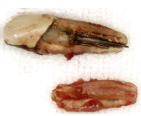
図3 ｜1は根の中央で破折していた。

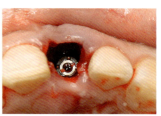
図4 インプラント埋入直後。唇側スペースにはハイドロキシアパタイトを填塞。

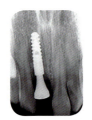
図5 同デンタルX線写真。

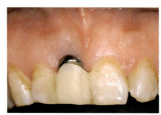
図6 インプラント埋入後1ヵ月の唇側面観。

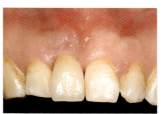
図7 メタルボンド装着直後の唇側面観。

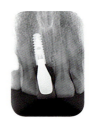
図8 同デンタルX線写真。

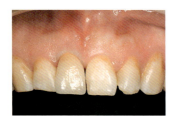
図9 メタルボンド装着後3年の唇側面観。歯周組織と補綴物に問題は認められない。

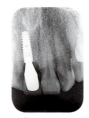
図10 同デンタルX線写真。インプラント周囲の骨にも問題はない。

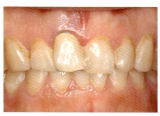
図11 治療前の正面観。隣在歯と固定していることもあり、主訴部位の歯肉発赤が著しい。

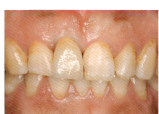
図12 3年経過後の正面観。インプラント治療部は周囲と調和している。

上顎前歯部歯根破折歯に対する抜歯後即時インプラント埋入症例

100

鶴見　徹（茨城県開業）

症例の概要

初診：2013年1月
患者年齢および性別：49歳、女性
主訴：前歯がとれた。
全身的既往歴：糖尿病。
現病歴：以前より前歯に違和感が生じるも放置。当日の食事中に前歯が脱離し来院した。
現症：|1が歯根破折。
治療計画：患者とよく相談した結果、抜歯後即時埋入によるインプラント治療を行うこととなった。

処置内容とその根拠

インプラント治療に先立ち、周囲組織の垂直的長さを確保するために、手術日までの約1ヵ月間、部分矯正（MTM）にて歯牙の挺出を図った。また、MTMにより抜歯も容易となり、周囲組織へのダメージを軽減できた。抜歯後、唇側の骨幅を確保するために、インプラント体を口蓋側寄りに埋入した。抜歯窩にAFGを填入し、CGFにて創部を覆い保護。補綴物装着後半年だが周囲組織との調和はとれており、経過は良好である。

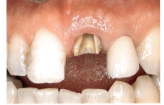
図1　初診時正面観。

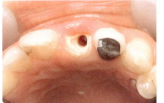
図2　同上顎咬合面観。

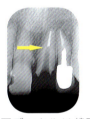
図3　同デンタルX線写真。矢印の位置まで破折が及んでいる。

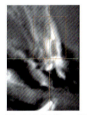
図4　同CT画像。頬側の皮質骨は非常に薄く、はっきりしない。

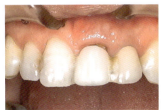
図5　術前の口腔内正面観。手術までの約1ヵ月間でMTMを施行。歯頸線が上がっている。

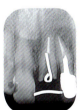
図6　左：MTM前、右：MTM後のデンタルX線写真。歯牙が挺出している。

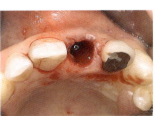
図7　周囲組織を傷めないように抜歯。不良肉芽の掻把を行う。

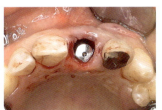
図8　スプラインツイストMP-1（3.75×13mm）を口蓋側寄りに埋入。

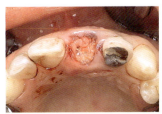
図9　抜歯窩唇側の骨不足部分にAFGを填入し、その上をCGFにて覆う。

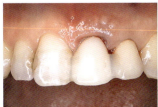
図10　術直後の口腔内正面観。創部の保護と審美性を保つためポンティックを隣在歯と固定。

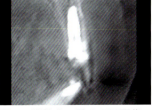
図11　術後3ヵ月のCT画像。唇側部分に十分な骨幅が確保されている。

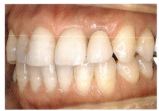
図12　最終補綴物装着後6ヵ月の口腔内写真。良好な経過をたどっている。

101 上顎前歯部への抜歯後即時インプラント埋入症例

三堀陽介（東京都勤務）

症例の概要

患者は、32歳男性。右上の前歯がグラグラすると訴えて来院した。

1|は失活歯でメタルコアおよびレジン前装冠が装着されており、歯冠側1/3付近で水平的に破折しているため保存不可能と診断。患者はインプラント治療を選択したため、抜歯後即時埋入の後、ジルコニアアバットメントおよびジルコニアクラウンにて補綴処置を行った。

処置内容とその根拠

唇側骨の温存を目的とした抜歯後即時埋入を行い、ヒーリングキャップを支台にプロビジョナルレストレーションを調整の後、ジルコニアアバットメントを先に製作。再度プロビジョナルレストレーションにてマージンの位置を決定し、ジルコニアクラウンにて補綴を行った。術前の歯頚ラインは、処置歯のほうが高位であったが、後の歯肉退縮を懸念して、歯頚ラインは現状のままとし、クラウンとアバットメントのマージンを反対側の歯頚ラインより1mm縁下に設定した。

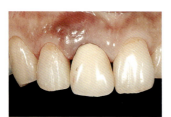
図1　初診時口腔内所見。1|がグラグラすると訴えて来院。

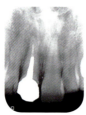
図2　初診時デンタルX線写真。1|は水平的に破折しているため保存不可能と診断。

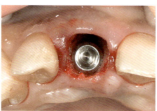
図3　ストローマン RN4.1×12mmを低位口蓋側に抜歯後即時埋入。

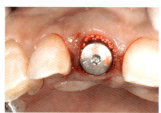
図4　唇側のギャップにはオスフェリオンを填入。

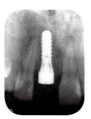
図5　インプラント埋入直後のデンタルX線写真。

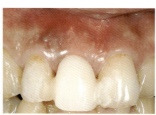
図6　創部を封鎖する形でプロビジョナルレストレーションを装着。

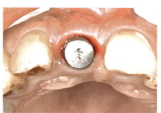
図7　ヒーリングキャップを削合し、プロビジョナルレストレーションにて歯肉の形態修正。

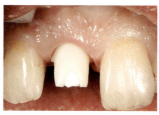
図8　ジルコニアアバットメントを先に製作し、周囲歯肉に最終形態を付与。

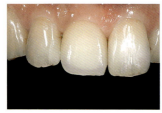
図9　ジルコニアクラウン装着直後の正面観。

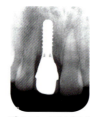
図10　ジルコニアクラウン装着直後のデンタルX線写真。

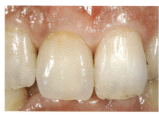
図11、12　1年経過時の正面観と側面観。歯頚ラインの左右差はだいぶ減少してきており、良好な状態を保っている。

おわりに

　1974年、日本インプラント臨床研究会は創始者の乙部朱門先生のもと誕生しました。2014年、一般社団法人 日本インプラント臨床研究会は、法人化を経て、40周年を迎えることとなりました。

　40周年を迎えるにあたり、井汲憲治会長（当時）のもと、40周年記念事業と題し、記念書籍の発刊、2014年4月19日、20日の2日にわたり、東京ミッドタウンホール＆カンファレンスにて、26th Asian Oral Implant Academy DENTSPLY Implants 特別講演会、リッツカールトン東京にて記念祝賀会を行いました。

　記念書籍の発行におきましては、『インプラントのための重要12キーワードベスト240論文』をクインテッセンス出版株式会社より発刊いたしました。この書籍発行にあたりましては、日々の臨床において、よりエビデンスの高いインプラント治療を行うために簡単に論文を探せて、講演会、書籍で見かけた論文を簡単に検索できる書籍を目指して作成しました。インパクトファクターを決定している、トムソンロイター社が所有する膨大なデータベースの中から、キーワードごとに引用頻度の高い論文を選出したものを和訳付きのカラーで紹介させていただきました。

　「26th Asian Oral Implant Academy DENTSPLY Implants」特別講演におきましては、「Japan Session」として、全員発表研修会、当会員103名の演題発表があり、全員が発表時間4分、質疑応答2分にて日頃の臨床成果、臨床研究の報告があり、さまざまな熱い議論が交わされました。それらの発表を元に、101症例を今回もクインテッセンス出版株式会社の賛同のもと、「重要8キーワードに学ぶすぐ見てわかるインプラント101症例集」（一般社団法人 日本インプラント臨床研究会 編）と題し発刊させていただきました。

　本書は、40周年記念書籍として発刊しました『インプラントのための重要12キーワードベスト240論文』にて培ったノウハウを使い、101症例をキーワードごとに分け、臨床内容に則した最新のベスト10論文を掲載させていただきました。

　現在、インプラント治療の有効性、有用性は明らかなものになり、より安心、より安全なインプラント治療が望まれ、術者も長期的に安定したインプラント治療を提供しようとしているのも現状だと思います。そのような中、本書が『インプラントのための重要12キーワードベスト240論文』とともに活用され、日々のインプラント臨床において、質の良いインプラント治療の一助となり、延いてはわずかでも患者さんの口腔健康に貢献できる書籍としていただければ幸いと考えております。

2015年7月吉日

一般社団法人日本インプラント臨床研究会
専務理事　笹谷和伸

クインテッセンス出版の書籍・雑誌は、歯学書専用通販サイト『歯学書.COM』にてご購入いただけます。

PCからのアクセスは…
歯学書　検索

携帯電話からのアクセスは…
QRコードからモバイルサイトへ

重要8キーワードに学ぶ すぐ見てわかるインプラント101症例集

2015年8月10日　第1版第1刷発行

編　　集　一般社団法人日本インプラント臨床研究会

発　行　人　佐々木　一高

発　行　所　クインテッセンス出版株式会社
　　　　　　東京都文京区本郷3丁目2番6号　〒113-0033
　　　　　　クイントハウスビル　電話 (03)5842-2270(代表)
　　　　　　　　　　　　　　　　　　(03)5842-2272(営業部)
　　　　　　　　　　　　　　　　　　(03)5842-2276(QDI編集部直通)
　　　　　　web page address　http://www.quint-j.co.jp/

印刷・製本　サン美術印刷株式会社

©2015　クインテッセンス出版株式会社　　　禁無断転載・複写
Printed in Japan　　　　　　　　　　　　落丁本・乱丁本はお取り替えします
　　　　　　　　　　　　　　　　　　　ISBN978-4-7812-0448-2　C3047

定価はカバーに表示してあります